臨床は、とまらない

唐沢彰太 著

協同医書出版社

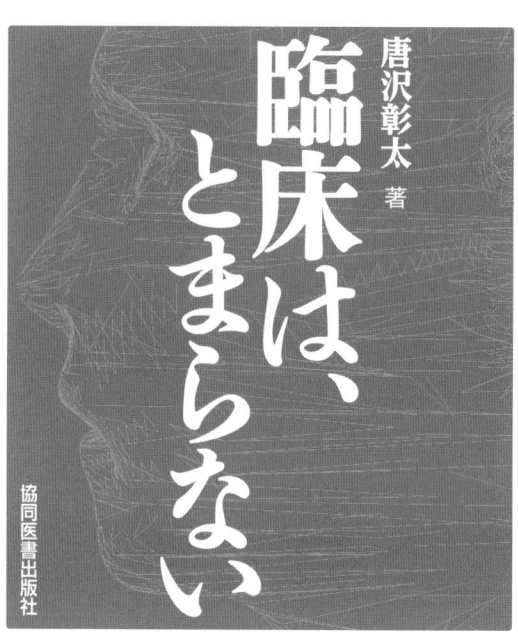

未知の世界を探求する人々は、地図を持たない旅人である

………湯川秀樹『旅人』より

目次

はじめに

　私が本書を書き始めたのは、臨床家となり働き始めてから五年目の時であった。数十年前と比べ、リハビリテーションに関わる専門書が爆発的に増加した現在においてもまだ不足している本はあるのか、あるとすればそれはどういった本なのか…それは臨床家による、臨床のリアルな姿を描いた本ではないだろうか…臨床においてセラピストは何を考え、患者と向き合っているのか。その現場を書いた本が非常に不足していると感じた私は、本書を書き始めたのである。

　近年、リハビリテーションのあり方は変化してきており、それは法律であったりセラピストの若年化であったりとさまざまな要因があるものの、はたしてその現場で行われているリハビリテーションそのものの中身は進歩してきているのであろうか。数十年前の脳卒中の患者と現在の脳卒中の患者の予後は変化してきているのであろうか。これほど脳科学を中心とした科学の進歩が見られてきているなかで、リハビリテーションのみが取り残されているということがあっては絶対にならない。臨床もまた日進月歩であるはずであり、昨日正しかったことが今日正しいとは限らないということもある。セラピストは、自分が臨床でやっていることに閉じこもらないで、もっと外の広い世界にも目を向け続ける必要がある。

　私が臨床を始めて間もないころはありとあらゆる専門書を読み漁っているような状態であったが、そうした本によって知識を増やすことはできても、実際の臨床での思考力を豊かにすることはできなかったように思う。勉強会で手技を学んだとしても、やはりそれは変わらなかった。そしてそれは、日々の臨床のなかにおいて痛感するのである。千差万別の症状を有している患者さんを目の前にした時、自分がこれまでたくさん詰め込んできた知識ではまったく歯が立たない場面に毎日のように遭遇するのだ。これはまだまだ私の知識が足りないためだけなのであろうか。目の前の患者さんに見られているありとあらゆる現象に立ち向かうために必要な知識は無限大なのだと考えれば、それらすべてを知識として取り入れるには非常に長い年月が必要となってしまう。セラピストとして三十年も働けば、もしかしたらようやく自信をもって臨床に太刀打ちできるのかもしれないが、それまで待っていては治せる患者さんも治せないのではないだろうか。

そこで私は、現在持っている知識の範囲で現象を理解するしかないという現実を本書で伝えていきたいと思った。背伸びをして今持っている知識以上の訓練などできるはずはないことを受け入れ、今持っている力をどう生かせばよいかを考えていこう。もちろん、初めての現象に遭遇した時、あるいは訓練をよりいっそう豊かにしていくためには常に新しい知識を取り入れていく必要があることは言うまでもないのだが、そうした知識を臨床に生かすためには、やはり現在の知識を常に臨床のなかに翻訳していく習慣を持つことが必要になるだろう。勝負の現場はまさしく、今の臨床なのだ。

本書では整形外科疾患や脳血管疾患に伴う現象を始め、末梢神経、浮腫、精神面までと、非常に幅広い現象を取り上げており、病態からその解釈、訓練までの筋道を書いてある。自分が一つの現象と出会った時に何を考え、どのような知識を得てそれを生かしているのかをできるだけ明確に書くことに努めた。とはいえ、本書に書いた現象は臨床のなかではごく一部であり、他にもまだまだ難解な現象はたくさん存在していることは認めなければならない。

セラピストは臨床を通して成長していく人間だ。セラピストが患者さんとの関わりのなかで成長していけるという可能性を少しでも自分自身と重ね合わせて受け止めてくれるセラピストがいたならば、私は非常に幸せである。臨床はどちらかというと孤独であり、常に患者さんと一人で向き合わなければならないが、そうした現場を一歩出れば仲間はたくさんいる。一人では学んでいくのには限界があるのだ。だからこうした本も必要なのではないかと思う。若いセラピストたちが難解な現象に立ち向かおうとする時、この本が何かの助けになれることを心から願っている。

この本の冒頭に載せた湯川秀樹氏の言葉について一言書いておきたい。

「未知の世界を探求する人々は、地図を持たない旅人である」。ここにある「未知の世界を探求する人々」とは、私たち臨床家であるとともに、臨床で出会う患者さんたちでもある。私たちの出会いには「探求する」という真剣な心構えが無くてはならないと思う。

最後になったが、本書を書くきっかけを与えて下さり、常に助力していただいた宮本省三氏、また出版を快諾していただいた協同医書出版社の中村三夫氏に、この場を借りて感謝を申し上げたい。

平成二十八年七月

唐沢彰太

痛み

私自身さまざまな痛みを経験してきた。そのなかで最も辛かった痛みは何だろうか。なかなかどれが一番と言えないのが痛みである。運動中に怪我をした、食べ過ぎてお腹を壊した、今は肩が凝っていて頭が痛いが…。すべて痛みであるが、種類も程度も場面も時期も原因も異なっている。リハビリテーションにおいて痛みと向き合うことは非常に重要であり、それは患者さん自身もそうであるし、セラピストも同様である。痛みは主観的経験であり、他者はどんなに頑張ってもまったく同じ痛みを同時に経験することはできない。痛みにはその人の歴史があり、今の痛みが何の痛みなのか、すぐに治るのか時間がかかるのかなどを経験し「知っている」かどうかによって現在の痛みに対する「主観」が変化するためでもある。しかし、セラピストは現在の痛みがなぜ目の前の患者さんに生じているのかを「知らなければ」ならない。それは、患者さんが今後楽に生活をしていくうえで邪魔になることから、リハビリテーションの訓練対象となるためである。しかし、痛みを治すのは簡単ではないことは皆が身をもって知っていることであろう。

そもそも痛みとは何なのか。国際疼痛学会の定義では、「An unpleasant sensory and emotional experience associated with actual or potential tissue damage, or described in terms of such damage（実際に何らかの組織損傷が起こった時、または組織損傷を起こす可能性がある時、あるいはそのような損傷の際に表現される、不快な感覚や不快な情動体験）」とされている。つまり、何かが身体に触れた・離れたといった直接の感覚ではなくそれを体験しているあり方であるとされている。これは脳科学の進歩を反映した考え方でもあり、特に島皮質を中心とした情動に関わる領域への投射が注目されている。痛みがその人の「経験」なのであれば、その臨床が簡単なはずはない。まず血圧の上昇や発汗など、自律神経系の賦活による生体反応が引き起こされ、そのような形で出現する行動や体験が痛みとして学習されるだろう。それを経験する人それぞれで痛みの主観はさまざまあるのだろう。実際、「痛、気持ちいい…」というようなどうにもわかりにくい言葉で痛みを形容した患者さんもいた。いずれにしても痛みがその人の主観的な経験であることは間違いなく、それを間接的にでも知る方法は彼らの語る内容であることは確かだ。

これから少し、この痛みの臨床で経験したことについて考えてみたい。■

一歩目だけ、痛い！

歩行の奥深さと疼痛の奥深さ

私が学生の頃の臨床実習で初めて担当したのが、大腿骨頸部骨折（以下、頸部骨折）受傷後、γ-nailing を施行した症例だった。本疾患は高齢者四大骨折にも含まれており、臨床でこれに出会う頻度は非常に高い。私自身も数多くの頸部骨折の患者さんと出会ってきたのだが、ずっと一つ気になっていることがあった。皆、歩行時の疼痛に関してまったく同じことを言うのである。

「歩き始めが痛くて、歩き始めちゃえば大丈夫」

この言葉は非常に多くのことを私に考えさせてくれた。そもそも頸部骨折後の疼痛には個人差が大きく、同じ部位、同じ程度で同じ手術を施行したとしても、疼痛が原因でまったく動かせないケースからすぐに歩けるようになるケースまで、さまざまな臨床症状を呈する。その多様性のなかで、非常に高い割合で同じことを言うことに対して、私はとても興味を持った。

私は回復期病棟で勤務していたため、術後二週から四週ほどの患者さんに介入を開始していくことが多く、術創部の炎症は収束していることが多かった。しかし、疼痛は残存し、著明な運動・感覚障害、跛行を呈していることがほとんどであり、その痛みの変化は急性痛から慢性痛へと移行していく過程を辿っていくようであった。セラピストになって間もない頃の私は、疼痛に対しては今ほど興味は持っていなかった。しかし、頸部骨折は頻繁に出会い過ぎるほどあり、人によってその後遺症の訴えが異なるということをまざまざと実感するのである。疼痛が完治した状態で退院するような症例はまだ少なく、その多くは、歩行は自立するものの患部に疼痛を残した状態で退院となってしまっていた。なかでも、歩き始めの疼痛に関する訴えは圧倒的に多かった。同じ病院に勤務していた同僚や、他の病院の友人に聞いても同様であり、これは何かあると考えていた。論文などを探しても、この歩行開始時の疼痛に関するものは見つけられず、自ら臨床のなかで考えるしか方法はなかったのである。

◉歩行の奥深さ

そもそもなぜ歩行開始時なのか。ここに何かしらの手がかりがあるように感じていた。今ではもう当たり前のように理解もされている中枢パターン発生器（central pattern generator：ＣＰＧ）だが、学校で習わないことが多いため、自分で勉強している者しか知らないというように非常におかしなこともある言葉ではあるが、この「ＣＰＧ」は、歩行に関する講習会や書籍では必ずと言ってよいほど登場してくるため、私も詳しく調べることになった。歩行に関する神経機構に関しては多くの文献や書籍があるためそちらを参考にしてもらいたいのだが、簡単に説明すると、歩行には階層性があることが知られている。歩行開始には大脳皮質が主に関与し、歩行が自動化していく過程で徐々に下位の中脳や脊髄レベルでの関与に移行していき、CPGによって歩行が継続される。しかし環境は常に変化しているため、歩行を止める、スピードを変える、などといった時に対応するために大脳皮質からの制御は常に受けている。歩行開始時の疼痛を考えると、大脳皮質、つまり随意的に歩行を開始する際に疼痛が出現していることになる。しかし、歩行開始時に疼痛を訴える患者さんは、患側の股関節を随意的に動かした際に皆が疼痛を訴えるわけではない。つまり歩行時のさらに歩行開始時のみで疼痛を訴える患者さんが存在しているということである。これらはどういうことなのであろうか。頚部骨折の患者さんはその多くが患側から振り出し、立脚期へと移行していく。これはセラピストが教えるわけでもないのだが、やはり患側を振り出すことより荷重していくことの方が気分としても「嫌」なのであろう。そして振り出した患側へと荷重していく際に疼痛を訴える。つまりこれは「荷重時痛」である。しかしこれもほとんどのケースが最初もしくは二回目の荷重時に疼痛を訴えるのだが、立位での荷重訓練ではほとんどが疼痛を訴えない。もちろん、一瞬でも片脚立位になるため、負荷や心理面においで荷重とは異なるかもしれない。しかし、その様子を観察していても、荷重の方法が立位での荷重のみの時とは明らかに異なっており、非常に特異的な痛みであると言わざるを得ないのである。

◉疼痛の奥深さ

では、患者さんはこの疼痛をどのように感じているのであろうか。実際に聞いてみるとそのほとんどが「太腿の外側がつっぱる感じ」と言うのである。つっぱる感じは筋や皮膚の伸張性に問題があることが考えられ、術創部の伸張性の低下、また手術の侵襲による影響で筋や筋膜の滑走に障害が生じている可能性が高い。しかし視診、触診また動作観察を行うと、もちろん問題があるケースも存在するのだが、問題がないケースも存在する。つまり、この筋や皮膚などの器質的な問題を「原因」として考える必要はあるのだが、それだけでは十分ではなく、他の原因も考慮しなければならないということなのだ。

そこで、疼痛の他の側面を考えていくと、疼痛はイメージのなかにも刷り込まれる。ここで言うイメージとは、自分が動いているところを視覚的に、そして体性感覚的にと、その両方で想像してもらうことを言っている。たとえば、肩が痛い時に野球のキャッチボールをしているところを想像するとどんな痛みが出そうかは想像がつくだろう。さらに言えば、キャッチボールをしているところを見ただけでも何か「嫌な感じ」がするのである。これは臨床のなかでもたびたび遭遇する。頸部骨折の患者さんの股関節を他動的に屈曲していった時、「それ以上曲げたら痛い」と言われることがある。まだ痛くないがこれ以上曲げたら…というイメージから疼痛が想起される。このような状態では、痛みからの逃避反応で防御性収縮が出現し、正しい動作など行えないことは容易に想像がつくのではないだろうか。この場合のイメージは、今まで経験したことと現在の身体状況や環境などをもとにつくられるもので、非現実的な妄想ではなく、リアルな想像である。「痛そう…」というイメージは、実際に疼痛が出現しているのではないにもかかわらず今本当に痛いかのように感じてしまい、そこには防御性収縮のような身体的な変化がみられるというものである。

次に、疼痛を注意の観点からも考える必要がある。というのは、患者さんには、動きに影響するほどの疼痛がある場合には、動く時に疼痛が出現しないかどうか、また出現してもそれは自制できる範囲内なのかどうかを常に気にしながら動く癖がつくからだ。つまり、患者さんは自分の感じている疼痛に注意を焦点化し、それを持続させるようになる。こうした注意の使用方法が定着してしまうと、本来注意しなければならないことへ注意することができなくなる可能性がある。だから、訓練でもそれを考慮する必要が出てくる。また、もしもいったん自制できないほどの強い疼痛が出現すると、次回からはその行動をとらないという選択を行う。もしどうしても行わなければならない場合は、たとえその動き方が非効率で他の身体部位へ負担をかけるとしても、できるだけ痛みが出現しないように動くようにするだろう。本来は動作効率の向上を目的に行われる運動学習が、疼痛からの逃避という目的で行われることになるのだ。

このような疼痛の特徴から歩行開始時の痛みに関して考えていくと、次のことが考えられる。

受傷後、まだ炎症の残存している急性期や回復期初期での病棟での生活やリハビリテーションでの患側への荷重訓練や歩行訓練で経験した疼痛により、患側への荷重のイメージ（記憶）に痛みが刷り込まれていく可能性がある。加えて、痛みが出現しないように荷重していくうちに学習され、防御性収縮や過剰な筋収縮などが実際に疼痛を出現させている可能性も考えられる。治療の本来の意味とは真逆の学習を患者さんにさせている可能性があるということだ。

◉脳と身体との解離

もう一つ考えておく必要があるのが、整形外科疾患における脳の可塑性である。整形外科疾患では脳に損傷が無いため、骨折などにより身体から送られる感覚を中心とした情報に伴い、とても柔軟な変化をみせる。それだけではない。痛み刺激により、身体の損傷部位に何らかの問題があることを脳は知ることができるのだが、その痛み刺激は入力される感覚情報の変質を引き起こし、脳はその変質を受け入れられないことがある。具体的に、頸部骨折を受傷した際に損傷部位は大腿骨であり周囲の組織においては直接的な損傷が無い限り問題は無いはずである。そこに、手術で麻酔をかけられ外部からメスによる切開が行われ、実際に筋膜や筋が損傷を受ける。麻酔中に行われたこの出来事からの痛み刺激を脳はリアルタイムで認識できず、その人にとっては知識でしか知ることができない。つまり、この大腿の外側の傷は手術によってできたものということは知っているが、どのような痛みがしたのかを経験していない。脳においてはまさにそうしたことが起きたと言えないだろうか。手術によってメスが入った皮膚に関しては、それを見ることができ、その理由を知っていたとしても、脳は筋や筋膜の損傷を知らないため、筋により受容される深部覚や収縮時の筋の滑走などの情報の変質に理由をつけることができない。そしてそれが疼痛へと変化し、これが脳のなかに残存してしまう。現状ではまだその十分な根拠は示せないが、これは現実として十分に考えられることである。この解離をいかにして解消していくかを考えることは、訓練においても必要なのである。

◉歩行開始時の疼痛の原因

歩行開始時の疼痛の原因を整理してみよう。

さまざまな側面から考えていく必要があるということは、患者さんによって適切な訓練もまたさまざまにあるということも意味している。つまり、歩行開始時に疼痛が出現するという同じ現象でも原因は人それぞれということになる。これは患者さんの性格や受傷前の能力、またリハビリテーションの環境が主に影響してくる可能性が高い。これまで経験した治療をもとにいくつかモデルを整理すると次のようになるだろう。

◉異なる原因から同じ言語が出るのは…

今から二人の患者さんを紹介する。回復期病院での症例であり、症例のバックボーンが訓練に非常に意味を持つため、できるだけ詳細に記していく。

①右大腿骨頸部骨折（γ-nailing のケース）

本症例は、外出中に躓いて転倒し受傷、救急車にて運ばれ翌々日に手術施行したケースである。受傷から約三週間経過した時点で回復期へと転院となった。

受傷前は独歩で買い物など行かれており、ADLはすべて自立していた。だから、受傷後の訓練においても非常に改善度が高く、受傷から約一か月でT字杖での歩行が可能となった。しかし疼痛は残存していた。術創部の圧痛に関しては早期に消失し、運動時痛もみられなかった。しかし、歩行開始時に患側の大腿外側部につっぱるような疼痛が出現するのである。ちょうど大腿筋膜張筋が腸脛靭帯に付着する付近であった。本症例では、疼痛により跛行が生じるわけではなく、少し痛む程度であった。

急性期でのリハビリテーションの内容を患者さんに聞いていくと、術後間もなくは疼痛が強くリハビリテーションを拒否していたとのことであった。歩行訓練に関しては痛みが落ち着いて自制内になってから開始していったとのことだった。回復期へ転院した時には、疼痛の訴えが聞かれていた歩行に対する拒否は無く、スムーズに訓練を実施することができていた。炎症兆候や異常筋緊張がみられなくなった後も疼痛は残存していたが、退院時には疼痛の訴えは無く、歩行開始もスムーズに行えることができていた。

本症例の歩行開始時の疼痛に関していくつかの仮説が立てられた。一点目が歩行中に疼痛が出現していたという経験をしていたことにより、歩行のイメージのなかに疼痛が刷り込まれ、随意性が必要となる歩行開始時に痛みが出現したのではないか。二点目は、この患者さんは積極的な性格ではなく、石橋を叩いて渡るタイプであったために、初めて行うことや一度痛かったことを行う際は必要以上に疼痛が出現しないか注意する傾向がみられていた。これが、防御性収縮を強め、疼痛を出現また増強していた可能性が考えられる。

ではなぜ、退院時には改善したのか。その要因として考えられることも何点かある。一点目は、早期に炎症兆候が落ち着き疼痛が軽減してきたということ。二点目が、疼痛が最も強度であった時期に歩いた経験が非常に少ないということ。三点目が、受傷前の能力が非常に良好であったこと、であった。

以上の要因が考えられるなか、実際にどのような訓練を実施したかであるが、一つ目は歩行のイメージを変えていく訓練を実施した。歩行のスピードや歩数など、また視覚イメージと体性感覚イメージを擦り合わせていくような内容である。加えて、立位で、ただ左右へ重心移動を行い荷重するのではなく、その時の骨盤の動き（挙上下制）や体幹の正中などを認識させながら行い、歩行の時とできるだけ同じように行うことで、患者さんが歩行へ繋げやすい環境をつくった。防御性収縮が加わることで疼痛が出現していることを認識してもらいながら、楽に荷重できるよう心がけた。また訓練中は疼痛に注意が向かないよう言葉を厳選して使用した。回復期に約二か月間入院していたのだが、退院時には疼痛の訴えは無く、屋外T字杖使用にて自立まで改善した。

②左大腿骨頸部骨折（人工骨頭置換術施行のケース）

本症例は七十歳代女性、玄関先にて転倒し受傷し、翌日に人工骨頭置換術を施行したケースである。私がセラピストとして初めて担当した患者さんであった。この頃から、骨折の患者さんの疼痛はなぜ完治しにくいのか、また完治したとしてもなぜ跛行が残存するのかが疑問であったのは今でも覚えている。本症例に関しても、術後約一か月経過した時点で回復期へと転院となったが、強度の疼痛が残存しており歩行訓練が困難なほどであった。炎症兆候はみられず、担当医師からも「どんどん歩いて」と言われるほど術後経過も順調であった。受傷前の生活では、すべて自立しておりフリーハンドで歩行可能なレベルであった。ただ特記する事柄として、認知症の疑いがあり、長谷川式簡易知能評価スケール（HDS-R）にて、30点中7点であった（20点以下が認知症の疑いありとされる）。現実に彼女の認識がどの程度かというと、現在なぜ入院しているのかがわからない程度であり、骨折したことを忘れている日もあった。「なんだか右足が歩き始めに痛いんだよね。昨日ぶつけたのかな」といった状態であった。今であれば、骨折してからの経過のなかで経験してきた疼痛が記憶のなかで正確に保持されていない可能性が高く、イメージに疼痛が刷り込まれている可能性は低いように思われる。しかし当時の私にはそのようなことは考えられず、荷重訓練を中心に実施していった。しかし、歩行開始時の疼痛は残存し、退院時においても自制内だったが出現していた。なぜ残存したのであろうか。一つは脳機能を意識しなかった点が考えられる。身体の状況と脳内の身体の差異を意識した訓練は実施せず、筋骨格系に対する訓練を中心にしたため、疼痛の残存がみられた可能性が高い。今となっては確かめようもないが…

◉多視点でみることには余裕が必要

以上のように、疾患が同じだったり異なったり、手術法が同じだったり異なったりしているなかで、外部からみた時に同じ時に出現し、同じ言語化で表される疼痛が存在する。しかし、その人の歴史や背景、性格やリハビリテーションの内容からその原因は大きく異なることがある。それはセラピストが患者さんとの関わりのなかで見つけていく必要があり、それこそが訓練の手がかりになるのである。常にさまざまな可能性を考え、さまざまな視点から患者さんを観察する。当たり前のことだが、同じ言語や現象であれば同じ原因と考えやすいことが臨床ではよくある。ところが私の経験にもみるように、現実はそんなに単純なものではない。

目の前の患者さんは世界に一人である。一人一人しっかりとしたまなざしで患者さんを診ていくことがセラピストとしての生きがいのように私は思う。■

疼痛の半球差

脳卒中後の疼痛のラテラリティ

◉動かないうえに痛い苦しみ

つい先日、とても久しぶりに中学生の頃からずっとやっていたバスケットボールをやったのだが、日ごろの運動不足から非常に強い筋肉痛が残った。最もひどかったのが大腿四頭筋の疼痛である。筋肉痛になると、逆に、歩行中にはこんなにもさまざまな相で膝伸筋群が活動しているのかを知ることにもなるのだが、なかでもイニシャルコンタクト時に最も強い疼痛が生じていた。痛みを避けるために膝を完全伸展した状態でイニシャルコンタクトを行い、荷重を行っていったのだが、やはり膝への負担が大きく、すぐに膝にも疼痛が生じ、効率が悪いうえに疲れやすいという歩行ができあがってしまった。現在はもう回復しているのだが、数日間は歩行がおぼつかなかった。

このように人は、疼痛が生じないように動作様式を変化させることができるのであるが、これは苦肉の策であることを知っておく必要がある。効率の良い動きを求めて行われてきた学習が、一転、疼痛から逃避するように動作を変化させていく学習になってしまうためである。そして、もし疼痛が生じているにもかかわらず動作を変化させることができなかったら…考えただけで非常に暗い気持ちになる。このような状況が生じるのはやはり脳卒中であろうか。脳卒中後の疼痛としてはさまざまなものがあげられるが、麻痺側の肩関節疼痛と股関節の疼痛、慢性期になれば腰痛や膝関節の疼痛などであろうか。私はこうした痛みの問題をラテラリティの視点と交えてよく考えることがある。

◉肩が痛くて眠れない

脳卒中後の疼痛において、最も遭遇するものが肩関節に生じる疼痛ではないだろうか。この肩関節の疼痛の原因はさまざまだが、アライメント不良に伴う組織の損傷がその主な原因と考えられている。しかし、肩関節の求心力が弱まることで生じる亜脱臼がみられる場合でも、そこで疼痛が生じる場合と生じない場合がある。これは非常に重要な事象だ。つまり、疼痛＝亜脱臼の図式が単純につくれないからである。では原因は何なのであろうか。ここで少しラテラリティについて考えていくと、私の今までの臨床経験や周囲のセラピストとの話のなかでも、脳卒中後の疼痛に関して訴えが多いのは圧倒的に右半球損傷の場合だということに気づく。これは何を意味するのであろうか。研究報告を少し見ていくと視床痛症候群は右半球損傷において多いという報告や疼痛自体が右半球優位に働いているという報告が数多くある。つまり、右半球損傷において疼痛が生じる可能性が高いということである。脳卒中後のリハビリテーションにおいて、もちろん損傷部位やパーソナリティはあるものの、右半球損傷では疼痛が特異的な病理になりうるのではないだろうかということだ。これを裏づける研究があり、脳が疼痛を処理する際には右半球が特異的に活性化し、さらに左側の身体の疼痛が右側より優位に処理されるという報告である。この仕組みには注意システムとの関係性が示唆されており、訓練においても非常に重要な内容であると思う。また興味深い点としては、男性に優位に生じるということがある。

私が担当した患者さんの多くは肩関節痛を訴えており、その多くが睡眠障害を併発していた。話を聞いていくと「夜中に肩が痛くて目が覚めてしまう」「また夜中に痛くなるのではないかと不安でよく寝れない」などといったように、心理面にまで影響が出ているケースがほとんどであった。なかでも一人の、非常に興味深い患者さんがいた。彼には右半球損傷があり、その脳画像が手元に無いのが非常に残念であるが、私は、彼が回復期を退院した翌日から関わることになった。回復期を約三か月で退院しており、発症から約四か月経過した時点での介入ということもあり、まだ障害の受容が不十分であるという印象を受けた。問診では左肩前部から後部にかけての疼痛が訴えとしてあり、不眠の症状も生じていた。触診では一横指分の亜脱臼が認められているものの、非常によくみられる程度であり疼痛を訴えないことの方が多いレベルであった。しかし、本人は肩の痛みに非常に苦渋しており、「この痛みさえなければもっとうまく動かせるのになあ」と言うほどであった。実際、運動麻痺は中等度レベルであり、肩関節の純粋な動きは難しく、肩甲骨や体幹による代償も著明だった。他の患者さんと比較していくと、亜脱臼の程度や筋緊張などに関しては特記すべきものは無く、疼痛の原因を特定する要素が少ないという状態だったので整形外科の受診を勧めた。すると、肩関節は問題ないが頸椎の間隙が若干狭くなっているためそれが原因ではないかと言われた、とのことであった。しかし、明らかな神経症状が無いため、本人から脳神経外科を受診するとのことであった。その病院では脳の状態や身体状況を非常に丁寧に説明してもらえたようで、彼も非常に満足していた。すると、徐々に肩関節の疼痛が減少してきたのである。肩関節の疼痛の原因に関してはほぼ説明がなかったにもかかわらずである。これはどういうことなのであろうか。よくよく話を聞いていくと、彼は回復期においてセラピストとあまり関係をうまく構築できておらず、それに加えて仕事盛りのなかでの発症でもあり、障害の受容の遅延などといったさまざまな心理的要因があった。さらに、セラピストの施術に対しても非常に不満を感じていたようで、肩関節の疼痛に関しては「リハビリテーション病院に入院していた頃ガツガツ肩を動かされたからかな」とも言っていた。また、身体失認などの高次脳機能障害は無く、感覚に関してはしびれなどの訴えが聞かれていた。

他の患者さんとの経験も交えて考えてみると、肩関節に疼痛を訴えるケースにおいては失認や半側空間無視などの高次脳機能障害を呈していないことが多く、それとは逆に感覚障害を呈しているケースが多い。亜脱臼に関してはバラバラであり、この場合での疼痛との関係性は低いという印象を私はもっている。どちらがもとの原因かはわからないが、やはり心理面の低下がみられていることが多いためにネガティブな発言や表情が暗いことが多い。これらのことからこの疼痛に関しては、①自己身体の左側、特に肩関節へ注意を向けることができること、②左側の身体へ注意が保続しやすいこと、③自己所有感が最低限保たれていること、④心理面になんらかのネガティブな因子を有していること、以上の四つが重要であると考えられる。

これらのことを踏まえると、器質的なものに起因するものを除いた脳卒中後の右半球損傷における肩関節痛は、脳機能全般に加えて心理面を考慮したトータルアプローチが必要であることがわかる。この患者さんにおいては心理面におけるファクターの比重が大きかったことが考えられ、その部分が医師によるムンテラによって軽減したことが疼痛の軽減に繋がったと考えられる。これは、訓練中に肩関節の可動域や筋緊張、動きのスムーズさなどの改善が著明にみられても疼痛の軽減がみられなかったことなどからも、器質的な要因の比重の低さが示唆されている。このように、なぜ疼痛が生じているかというところには脳卒中に特異的な原因も存在していることを考慮することは重要だ。

●足が痛くて動かせない

脳卒中後には肩関節痛だけではなく、股関節や大腿周囲に疼痛が出現することがある。それぞれ原因が異なるため分けて考えていきたいのだが、まずは股関節から考えていく。

股関節の構造は他の関節と異なり非常に特徴的な構造をしている。そのなかでも大腿直筋に関しては関節構造上非常に重要なファクターとなる。そもそも股関節の動きには骨盤の動きが前提的に含まれている。たとえば、股関節の屈曲には骨盤の後傾が、伸展には前傾がというようにである。脳卒中を発症し神経系の障害が生ずると、この股関節を他動的もしくは自動的に動かした際の骨盤の動きが減弱もしくは消失する場合がある。その状態のまま股関節を動かしていくと、大腿直筋を中心とする骨盤の前面の筋群を損傷することがある。本来、股関節屈曲時に大腿直筋は関節包と共に関節内へと滑り込む構造なのだが、この動きが上手くいかずに骨盤と大腿骨にてインピンジメントを生じるからである。非常に基礎的なことであるが、ここを見逃してしまうと思わぬ疼痛の発生を招いてしまう。脳卒中後は骨盤の動きがみられなくなることがほとんどのため、股関節に疼痛を生じやすいのである。

次に、下肢に生じるツッパリ感などの疼痛である。これに関してはラテラリティの存在は定かではないのだが、このツッパリ感を痛みで訴えることに関しては右半球に偏っている印象がある。もちろん左半球損傷においてもツッパリ感を訴えるケースは存在するが、痛みとして訴えることは稀ではないだろうか。ここでは私が回復期に経験したことをもとに考えていく。

患者さんは、右の中大脳動脈領域の広範囲の梗塞を呈しており、発症から約一か月経過した時点での介入開始となった。六十歳代の男性であり、基本動作は全動作全介助レベルであった。なにより、左下肢の緊張が強度に亢進しており、特に股関節屈筋群、膝関節屈筋群の亢進が著明であり、関節運動を行うと非常に強い疼痛を訴えていた。また、痛みが出現した時に屈曲反射のように下肢を屈曲させる現象がみられており、背臥位が難しい状態であった。彼に関しては、何が疼痛のトリガーになっているのかを見極めるために評価から開始し、視覚で捉えながら下肢を動かしたり、動かすタイミングを聴覚で入力したり、閉眼で下肢の動きを認識させたりなど、さまざまな方法で行ったのだが、彼の場合、わかりやすい再現性や統一性が無かった。唯一再現性があったことは下肢を動かした際に疼痛が出現するということであった。つまり、深部感覚と疼痛の関係性が非常に高いと考えられた。問題はなぜ疼痛になるのかという点であった。確かに筋緊張は亢進しており、伸張反射においても非常に閾値が低くなっている状態であったが、実際このような状態でも疼痛を訴えない場合は多い。そのような患者さんたちと彼との差異を見つけることが非常に難しかった。彼には軽度の視覚性の半側空間無視があったが、自己身体へ注意を喚起させることはできるし、身体失認などの所見もみられなかった。しかし、触覚が非常に認識しにくい状態であり、定位も触覚の有無の認識も難しかった。こうしたことから考えられるのは、彼の場合、視空間的に左を捉えられない状態があり、その空間内で下肢が動いているという深部感覚情報は入力される。けれども触覚の認識が困難であるため、下肢がどのような肢位なのかの理解が困難な状態のなかにあって、深部感覚のみでの構築は難しかったのだろうということが考えられる。転院してきた時にはすでに強度の疼痛を訴えていたことから、この状態でリハビリテーションや日々のベッド車椅子間のトランスが繰り返されたことが悪く影響しているのではないだろうか。そう考えた私は、視空間に対する訓練を実施することにした。後ほど出てくる「視覚性認知障害」に対する治療でも紹介する五目板を使うことにし、頭頂葉の損傷を免れていたためUSNの改善はある程度望めるのではないかという仮説のもと治療を始めた。治療が進み、左側の空間を視覚で認識できるようになると徐々に疼痛が軽減してきた。加えて左下肢への直接的な訓練に関しても集中して取り組めるようになった。トランスファーの際に屈曲してしまい、接地することができなかった左下肢には荷重が可能となった。彼から興味深い記述を聞いた。視空間の訓練を開始してから間もなくであったが、「左足に痛い以外の感覚が少し戻ってきた」と。痛みしか存在しなかった左下肢に外界世界を知ることのできる多くの感覚が戻りつつある、非常に神秘的な体験だったのであろう。

●疼痛のラテラリティという新しい捉え方

痛みを感じているのは身体ではなく脳である。理解はできても実感はできないこの事実は、私たちセラピストにとっては非常に重要なことではないだろうか。足が痛い、肩が痛いという主観は脳から生まれており、脳卒中を発症した人にとってそれが本当に肩なのか、本当に痛みなのかまでを評価する必要がある。特に右半球損傷においては気をつけなければならないということである。また、こうした疼痛の他にも身体を重く感じたり固く感じたりなど、他にもラテラリティは存在するのかもしれない。私たちセラピストが日々の臨床のなかで少しずつ知っていかなければならないことがたくさんあるのだと思う。これまで話してきたような疼痛の左右半球差も、臨床のなかで確実に存在している。そうであるなら、疼痛においても、左右半球でアプローチを変えていく時代がもうすでに到来しているのだろう。■

うつ
痛みにより崩壊する精神

◉知っていることの安心感

目の前の患者さんには明らかに元気が無く、表情も乏しい。冗談を言う余裕も無く、どのような内容の話をしていても二言目にはネガティブな言葉が漏れてきてしまう。しかし骨折はいつか良くなる、この痛みもいつか治るという意識が少なからず患者さんにはあり、落ち込んでいたとしても短い時間であったり、軽度であったりする。しかし、関節リウマチや変形性膝関節症などに代表されるような慢性疼痛や変形性の整形外科疾患ではそうはいかない。長期にわたる疼痛は体にも脳にも変化をもたらし、正常な精神状態でいられるわけがない。朝起きるとまず痛みがあるのかどうかを確認し、「やっぱり今日も痛い」「昨日より少し痛みが強いかもしれない…悪化したのかも」

と不安が押し寄せてくることもあるかもしれない。臨床では、痛みという問題に遭遇しないで仕事などできない。だから痛みについては、その原因によって大まかに分類しておく必要がある。たとえば、ある人は原因も治療法もわかっている痛みに悩まされている。ある人は原因がわかっているが痛みが完治する治療法が明確ではない痛みに悩まされている。ある人は原因がまったくわからない痛みに悩まされている。では、この三人の精神状況はまったく異なるのではないだろうか？　この問題について少し考えていく。

始めのケースは原因も治療法もわかっている痛みのケースである。これは誰もが経験したことがあるだろうから想像しやすい。たとえば、久しぶりに運動をした翌日（もしくは翌々日）に体中が痛い時「あーやっぱり筋肉痛になったか」と思い、悩みもせず病院にすら行かないことがほとんどであろう。他にも、足をぶつけたりドアに指を挟んだり…（あまり想像したくないのでこれくらいにしておこう）した時に、程度によって治療は異なるとしても、そしてもちろん痛みの強い期間はネガティブな気持ちになるとしても、結局は良くなることがわかっている場合、痛いとしても前向きに日常を過ごせるのではないだろうか。原因も治療法もわかっているだけで、痛みに対して持つ意識が変わってくるのである。

次のケースは、原因はわかっているが痛みが完治する治療法が明確ではないケースであるが、先ほどのケースよりは明らかに精神面ではネガティブな要素が増加している。たとえば、変形性頚椎症や腰椎ヘルニアを代表とする変形性疾患がある。これらは、変形性頚椎症性脊髄症のような神経症状が出現している場合、手術により神経症状は消失することができるケースが多いが、慢性的な頚部痛や腰痛が出現することがある。こうなると原因が不明となってしまう場合に明確な治療法は無くなってしまうのが現状である。ただし、この場合は二次性疼痛であり、もともとの一次性疼痛の経験が当の本人には非常に強いインパクトがあったために、二次性疼痛が主観的に痛みの程度が低いことが多い。そのため、「痛いけど、手術する前と比べたら全然楽だ」という意識が生まれる。このように、現在出現している痛みの原因がわかっているということが、患者さんに与える安心感は計り知れないのかもしれない。この安心感は、現在の痛みが今後どうなるのかという先の見通しに非常に影響してくる。近年看護部門で注目されている、手術前の患者さんに対するインフォームドの術後経過に対する影響はまさにここなのではないだろうか。手術後に自分はどうなるのか、いつ退院できていつ痛みがなくなり今までどおりの生活に戻れるのかということを説明されているかどうかが、予後にも影響してくるのではないかということである。ここには確実に、患者さんの心理面が存在している。

最後のケースが、原因も治療法もわからないケースである。見通しもまったくつかない痛みに悩まされ、先行きに明るいことなどなにも想像できない状態。このようなケースではとりわけ原因の究明が最も重要となる。なぜ痛みが出現しているのか、何をしたら悪化するのか、この不安が直接日常生活の制限へと拍車をかける。動いたら悪化するのではないかと考えれば考えるほど動かなくなり、痛みの悪循環へと辿っていってしまう。なんとしてでも避けたい事態なのだ。

◉前向きに考えていくことの重要性

ここでリハビリテーションの話になる。リハビリテーションにおける疼痛に関しては、心理面と身体面双方の介入が必要となる。痛みは情動体験であり、常に情動の変化が生じている。疼痛は行動の変化を引き起こし、さらには行動自体を減少させていく。行動が行われなければ不動となり、疼痛は悪化していく。この負のループを断ち切る一つの要因としてリハビリテーションが存在する。しかし、そう簡単にはいかないケースは存在する。強度の疼痛を長時間経験していると、常に後ろ向きに考えるような思考に変化してしまうことがある。これは破局的思考（catastrophizing）と言われており、関節リウマチや軟部組織損傷など疼痛との関連性が多くの研究から指摘されており、評価表の開発も行われている。ではこの破局的思考とはどのようなものなのか、少し症例を交えて考えていく。

回復期に入院する整形外科疾患の患者さんは、手術後二～三週経過した状態の方が多い。骨折を例にとると、突然転倒し受傷したところからどれくらい経過したのかと同じ期間であり、転倒した環境や状況にもよるが、立位や歩行、段差や階段に対し恐怖感を抱くことが多くみられる時期である。これは転倒したという「経験」がもたらすネガティブな心理面である。それとは別に、骨折したことと手術したことによる痛みに対する恐怖感が存在しており、動作時に荷重することや動かす時に支障が出てくる。さらに、人工骨頭置換術などの人工物を入れることにより、下肢を異常に「重く感じる」ケースも多く存在している。回復期の初期ではこれらの心理面に関して十分に評価し介入していく必要がある。患者さんに対しどのような経験をさせることがよいのか、またどのような知識を提供していくことがよいのか、さまざまな面を考慮して介入していく必要がある。

◉症例からみえる骨折による心理面の変化

①腰椎圧迫骨折を呈したケース

一人目は私の担当ではなかったのだが非常に印象深いケースであり、第四腰椎の圧迫骨折を受傷した女性の方である。通常圧迫骨折は保存療法かプレート固定術などの手術による観血的療法で治療される。しかし、高齢になり、特に女性においては骨粗鬆症を呈していることが多く、固定術施行が困難な場合が多い。また、骨折の程度により手術が行われないケースも少なくない。そのような場合では、圧迫骨折後も徐々に骨の変形が進んでいくことがわかっている。もしそのことが患者さんに伝えられ、荷重に対する恐怖感が生まれることがあった場合、リハビリテーションではどのような影響が出るのだろうか。

本ケースについては、急性期の病院にて腰椎が「潰れ」、今後まだ潰れていくかもしれないと説明を受けていた。X線画像を見た時に、本当に潰れている状態の骨を見て非常に怖かったとも言っていた。その経験は、座位を変質させ異常な筋緊張や疼痛、不安などを引き起こしていた。具体的にどのような座位だったのかというと、ベッド上で端座位姿勢を保持しようとすると、腰部への負担を少しでも軽減するために両上肢での支持が中心となっていた。もちろん起き上がりや寝返りにおいても同様であり、上肢中心で行為を遂行しており、体幹の役割が非常に変質してしまっている状態であった。このような状態で、筋力トレーニングを行うにも基本動作訓練を行うにも、やはり腰部への負担を常に考えてしまい、学習効果が得られるとは考えにくい。また過剰に上肢でふんばるように支持してしまうため、血圧の上昇もみられてしまう状態であった。ではどのような経験をさせる必要があるのか、本症例においてどのような経験がこのような状態へと向かわせたのかを考えていく。

本症例において、疼痛による姿勢障害と同時に骨折に対する恐怖感が非常に影響を与えていたことがわかる。そこで、医師との連携から彼女に座位訓練を行う重要性と正しい圧迫骨折後の骨の状態を説明してもらった。もちろんX線画像を使用して説明することで再度現状の把握と今後の見通しをつけたのである。すると彼女には「体重かけても大丈夫なのね」と安心した様子がみられ、X線画像においても少し解釈が変わったようであった。やはり、医師が説明した内容に関しては医師から説明する必要があるようだ。殿部への荷重により骨へ悪影響が無いことを説明された後、左右の殿部への荷重量などを認識することが徐々に可能となってきた。同時に上肢での支持も軽減し始めたことにより、血圧の上昇がみられなくなっていった。

本ケースにおいては、疼痛に加え骨折への恐怖感によりカタストロファイジングが生じ行為を変質させていたが、そのきっかけははっきりしないとしても、一つの要因としては現状の把握が不十分であり、荷重をしてよいのかどうかに不安感があったということがあげられる。このようなケースは稀かもしれないが、確実に存在している。

②脛骨開放骨折を呈した症例

本症例は交通事故により左脛骨の骨幹部に開放骨折を受傷し、プレート固定を実施した例である。約五週の免荷期間を経て部分荷重の訓練へと移行していった。開放骨折では皮膚の損傷も骨折と同時に生じ、また感覚神経の損傷も併発することがある。本症例においては神経系の損傷は、所見上はみられなかったものの、皮膚の損傷は著しかった。また異常感覚の訴えも聞かれていた。この症例は担当ではなかったのだが、担当者から相談を受けたためよく覚えている。

「ずっと座っていると膝から下の前の方が水で濡れていくようにひんやりしてくるの」と。血液循環の不良によるものかとも考えたが、独特のしびれも生じず症例からもその感じとは何か違うとの訴えが聞かれた。このことに関する解釈は後ほど述べる。

本症例に関しては、免荷の時期が長かったこと、開放骨折であること、プレート固定術であることなどといったさまざまな因子に加え、順調に改善しない自己の身体に対する焦燥感など心理的因子も大きく影響していた。その結果、膝関節や足関節は動くにもかかわらず動かせない、いわゆる、「Neglect like syndrome（以下：ＮＬＳ）」がみられてしまった。ＮＬＳには認知無視と運動無視が存在し、本症例においては運動無視の症状がより強く生じていた。運動無視は「視覚的に患肢を観察しつつ過剰な注意を向けなければ動かすことができない」症状であり、日常生活内や注意を焦点化しない状態で動作を行うと患肢に動きはみられない。まるで麻痺が生じているかのように振る舞うのである。視覚で観察しながら言語教示にて注意を促した状態ならば筋収縮はみられるが、十分な関節運動を行うことはできない。運動イメージにおいても同様である。起き上がりの時に患肢がどうなっているのか、立ち上がりの時に患側の下肢はどのように動いているのかがイメージできない状態であった。本症例はＣＲＰＳでは無いため、ＮＬＳに関しても重度ではないのであるが、確実に訓練にも行為にも影響を与えていた。どのように改善していくべきか…

開放骨折の創部に関しては手術から約二、三週で抜鈎し順調に改善していた。しかし、「ピリピリする」や「つっぱる」などの感覚を認識しており、空間定位の能力が低下していた。入院期間が経過していくうちに患者さんの心理面が不安定になり、急に泣き出したり、怒り出したりする様子もみられていた。

左下腿に急に触れると時に激しい痛みを訴え、立位訓練を行うと足が浮いている感じを訴えるなど、非常に訓練が難渋していた。そこで、私に担当から相談があり一緒に介入することとなった。

まず始めに、ボディイメージの評価から自画像を描いてもらい、運動イメージの評価も同時に行った。自画像に関しては、実際の絵は無いのが非常に残念なのだが、著明な崩れはなかったものの他の四肢と比較するとやや太かった。また運動イメージの評価では鮮明性を計るためにＫＶＩＱ（the kinesthetic and visual imergery questionnaire）（表）を使用したのだが、患側の膝関節、足関節の各運動の特に筋感覚イメージが悪かった。これは視覚にて観察している状態では動かせる現状と非常にマッチングした結果であった。これらの結果から、筋感覚がもとになっている深部感覚による、運動や身体イメージの構築が行われておらず、常に更新される必要のあるいわゆる身体図式が崩れている可能性が考えられる。これは、身体が動いている時にどの感覚情報に有用性を持ち意味づけをするべきなのかがわからないことと、そもそも患側の自己身体への注意の運用が適切に行われていないことが考えられる。だから、ボディマッピングによる訓練と深部感覚を使用した運動イメージの訓練からアクティブに動

表　KVIQ（森岡周，松尾篤：イメージの科学．三輪書店より）

観察イメージ（Vイメージ）	体験イメージ（Kイメージ）
1. 見るのはイメージできない	1. 感じるのはイメージできない
2. 見るのはぼやけたイメージ	2. 感じるのは弱いイメージ
3. どちらでもない	3. どちらでもない
4. 見るのは鮮やかなイメージ	4. 感じるのは強いイメージ
5. 見るのは見ているような鮮やかなイメージ	5. 感じるのは運動するのと同じくらい強いイメージ

く際の運動前の予期の構築までを訓練として組織化し、実施していった。担当へ以上のことを申し送りして介入を開始したのだが、すぐに効果が表れたわけではなかった。しかし、外部からの観察では動きはスムーズになり、立ち上がり時の疼痛の訴えは聞かれなくなった。また、患側下肢を視覚で確認しなくても動かせるようになり、イメージの改善も同時にみられていた。しかし、歩行になると「荷重」に対する恐怖感が非常に強く、疼痛が出現してしまいなかなかスムーズな歩行の獲得には至らなかった。

歩行における、疼痛は片側下肢で身体を支持するということへの恐怖感が強く、この負の情動は疼痛との関係性が高い印象がある。また前章まででも説明したとおり、歩行のなかで最も随意的制御を必要とする一歩目は特にこの傾向が強く、予期に疼痛が含まれていることが多い。不安の強い本症例においても同様であり、踏みしめるように一歩目を接地させて荷重していくことが非常に印象的であることを今でもよく覚えている。今思い出すと、ここに改善の可能性があったのかもしれない。

◉手術をしなかったことへの不安

もう一人の症例を紹介したい。本症例は左大腿骨頸部骨折を受傷してから約一年が経過した時点での介入となった。本症例は骨折の程度が軽度であったため手術は施行せず、保存療法となったケースである。その後経過を追っていったのだが、なかなか骨癒合が確認できず「まだくっついていないね」と半年以上言われ続けた。このことに加え、担当医が変更となったことなどの環境因子も関係し、患者さんに対しては非常にストレスがかかっていた。その結果、患者さんには患部である股関節を動かすことへの恐怖が生まれ、動かすことで更新されていく股関節の情報は骨折してからは更新されること無く、疼痛だけが残っていった。いったん疼痛が改善した時期はあったのだが、いざ動き始めると運動単位は正常に動員されるわけは無く、荷重に関しても代償的に行われていたのであろう。そのまま一年が経過したのだが、私が介入した時には股関節を屈曲する時は骨盤で引き上げ、「重い」と言い、他動的に動かしても股関節が動いているという定位も行えなくなっていた。動く時は常に患側である左下肢を視覚で確認し、動かす時は上肢で動かしていた。私の職場が移ったこともあって、この人とはこれ以来会えていないのだが、非常に強烈な印象を残している。

こうした人たちはどれくらい存在しているのだろう。もう消えていてもよい痛みにずっと悩まされ、歩けなくなり、辛い思いをしている人はどれくらいいるのであろうか。私たちがやるべき仕事はまだまだたくさんあるのではないだろうか。それと同時に、リハビリテーションの可能性はまだまだある。■

麻痺という名の悪魔

代償動作への訓練の可能性

「長い夢から目が覚めた。一瞬ここがどこなのかわからない。隣りでは家族がこちらを心配そうに眺めている。気分は悪く、頭は痛み、体もだるい。もう一度あたりを見回し「ここはどこなのだろうか」と考えてみる。家族が自分の手を握っている…あれは自分の手なのだろうか。自分の右手はどこにあるのか。目で確認しようと頭を上げようとしたがうまく上がらない。右手を動かそうとするがなぜかうまく動かすことができない。少しずつ記憶が蘇る…呂律が回らなくなり、自分は倒れたのだと思い出す。目が覚めてから少しすると、白衣を着た男性がベッドに来た。リハビリテーションをするという。まだ自分の体のことも状況も理解できていない状況にもかかわらず、血圧計を腕に巻いた状態で座らされた。右腕はぶら下がり、とても重く、体は傾き、足にはまったく力が入らなかった…。」

これは、私が担当した脳出血を呈した患者さんの言葉である。急性期初期のことを覚えていることは珍しいため、印象に強く残っている。ある日突然意識を失い、目が覚めると半身が動かなくなっている。この状況をどのようにして受け入れられるのか。想像を絶することのように私は思う。その後この患者さんはリハビリテーションが進むにつれ、右半身が「麻痺」していることを知らされる。知識としてではなく、「動かせない」という事実、経験から徐々に知っていくのである。最初は少しずつ麻痺の状態は変化していくため、「このまま元通りになるのではないだろうか」と希望を持つ。少しずつ今後の人生へ希望を持ち始めていたなかでリハビリテーションが開始されたのだが、現実は厳しいものだった。徐々に変化率は落ち、セラピストや医師からも「一般的に麻痺は完治しない」と告げられる。希望は持ってはならないのだろうか。確かに麻痺を完治させることは今の医学では無理かもしれない。しかし、限りなく麻痺が無い状態へ改善する可能性をゼロにしてよいのだろうか。患者さんはこれから死ぬまで麻痺のある体で生きていくというのに。

◉麻痺という言葉の真意

麻痺という言葉は、非常に幅広い。

そのなかで私たちセラピストは正確に麻痺を捉えられているのだろうか。Penfield による実験は、脳という器官を知るうえで今日まで非常に大きな影響を与えた。ある脳の部位を電極で刺激すると肘が曲がり、ある部位を刺激すると足を触られている感じがする。この結果は脳にホムンクルスがいることを想像させた。これはセラピストを育成する学校で習うことである。しかし、実際運動と感覚はもっと複雑であった。第一次体性感覚野（ＳＩ）の受容野で最も小さい３ｂ野において複数の指にまたがる受容野が存在し、興奮性と抑制性の応答を示すことが近年報告されている。さらに、ＳＩ野の後方の１野や２野へ行くに従って受容野は次第に大きくなり、手の領域では複数の指にまたがったり、手掌と組み合わさったりする受容野が形成される。このように、感覚面において常識であったことが、研究が進むにつれて変化してきている。では、運動に関してはどうなのだろうか。

私たちセラピストは、四肢が動かせないという現象から、さまざまな要素を考えていかなければならない。そして、その要素が訓練により改善可能なのかどうか、行為の洗練化が可能なのかどうかを正確に予測していく必要がある。動かないから麻痺、麻痺は治らないから残存機能を…と短絡的に繋げてはならないのである。

◉代償動作

私が今まで関わった脳血管障害を呈した患者さんには、それぞれの特徴が存在した。ほとんど麻痺が無く外見上問題ないが話すことができない方、非常に広範囲の脳梗塞を呈して寝たきりになってしまった方、一日中右側のみを見て過ごす方…。それでも皆今を生きていた。リハビリテーションは「人を対象とする学問」である。これは紛れもない事実である。その人が今までどのように生きてきたのか、性格や環境、さらに人格までがリハビリテーションに関わるのは言うまでもない。しかし、これらすべてを理解しようと努めながらリハビリテーションを実施していくことは非常に難しい。それでもやるしかない。

そんななか、脳血管障害の患者さんを見ていると「なぜあんなに大変な動き方をするのだろうか」とたびたび思うことがある。代償動作がその筆頭なのであるが、特に歩行中に出現するぶん回しと内反尖足である。この現象は患者さんにあらゆる意識経験をさせる。ある患者さんは「内反したまま体重をかけると骨折するんじゃないかと怖いんだよ」と言い、またある患者さんは「装具で押さえつけていないと、歩いた時に転んでしまう」と言う。常にネガティブな経験をさせ、歩行様態を著しく悪化させている。私が今まで見てきた「片麻痺」を呈した患者さんは、ほぼ全員と言ってよいほどぶん回し歩行を呈していた。なぜこのような歩行様式になるのだろうか。また、なぜ内反は出現するのだろうか。詳しい話は専門書に譲るが、神経系の問題であることは間違いない。目的志向型で働く人の行為は、歩行中「足を上げ前に出す」という目的を遂行するために運動神経系を駆動させる。通常であればこれらは股関節と膝関節により遂行されるのだが、急性期や回復期の初期では機能解離という自己防衛機構とされる現象に陥っているため神経伝達が正常に行われない。そのため、複雑な神経伝達に支えられて行えていた従来の下肢の振り出しや股関節の運動ではなく、より単純で原始的な「骨盤を挙上させること」による下肢の運動を導き出す。つまり、脳損傷によりパニックに陥っている脳の「苦肉の策」なのである。そして、この単純な動きはすぐに学習され、より簡単に出現するようになる。脳の報酬系としては「自分の力で足が動かせた。少しだけど歩けた」という目的の達成の部分に反応し、さらなる学習を促してしまう。こうなるとリハビリテーションで改善させるのが至難の業となる。座位での股関節屈曲は外旋位で行われ、同時に過度な骨盤の後傾が出現する。患者さんは指摘されて初めて気づく。「何で足が開くの？　真っ直ぐ挙げているつもりなのに…」と。歩行中の分回しによる振り出しに関しては、下肢を真っ直ぐ振り出せているか聞くと「出せています」と回答する始末である。気づいたとしても、自分で治せることは非常に稀である。運動麻痺がごく軽度であった場合や、正常な学習機構が残存している場合のみである。患者さんには下肢の降り出し＝外から回すという感覚が頭につきまとう。そもそも骨盤の運動は体幹との協調的な反応と、下肢との協調的な反応が重要となる。体幹との関係では立ち直り反応により調整され随意的な部分は非常にごく一部である。下肢との関係に至っては下肢の運動に伴い骨盤が動くのであり、随意的な側面は一切持ち合わせていない。つまり、骨盤を動かして行為を遂行するということがそもそも間違いとなってしまう。脳は可塑的変化をする器官であり、良い意味でも悪い意味でも経験により学習し変化していく。一度学習した行為を変化させるにはとてつもない工夫が必要である。

では内反はどうなのだろうか。内反尖足は従来「伸展パターン」と言われ、原始的なスキーマのなかに位置づけられる。下肢を屈曲させる、伸展させると言った際に放散したインパルスが前脛骨筋、時には後脛骨筋や下腿三頭筋へ到達する。しかし、内反尖足を細かく観察していくと、いくつかの特徴に分けることができる。一つは歩行中に遊脚後期から出現し床へ接地していく過程で出現するタイプである。これは尖足を伴っており、立ち上がりの際にも出現する。私の印象では左半球損傷に多い。もう一つのタイプが下肢を振り出す瞬間、特に床から離れた瞬間に出現するタイプである。尖足を伴わないことが多く、座位にて股関節を屈曲させた際にも出現する。このタイプは右半球損傷に多い印象があり、内反に対する嫌悪感が強く、装具に対する信頼感が強い人が多い。また、足趾が屈曲するクロートゥーが出現し、母指球や小指球が接地せず麻痺側での支持が不安定なことが多い。最後の一つが、立位や歩行時に荷重をしていく際に出現するタイプである。これは、踵の後外側へ荷重していくことで出現していると考えられ、足関節の背屈の平衡反応との関係性が示唆される。これら三種類の内反に大まかに分類することができるのだが、これらは混合して出現する場合もあれば、単独で出現する場合もある。これらの他にもタイプがある可能性が高く、今後も観察していきたい。

なぜこのような出現に違いがみられるのかは定かではないが、一つは脳の側在性の関与、つまり高次脳機能障害の関与が考えられる。左半球損傷においては失行症や失語症により、ある目的の遂行に関与する関節や筋の求心性情報が変質し、運動プログラミングつまり運動イメージ（予期）の段階で放散の出現が入り込んでいる可能性が高い。また、右半球損傷においては空間情報処理に障害が出現し接触情報の優位性が原因で床から離れるということが放散を出現させていることが考えられる。その証拠に、ある患者さんでは最初から床から離れた状態から座位で股関節を屈曲した場合、接地しているところから開始した時と比べると内反が軽減し、時には出現しないように行える場合もあった。しかし、患者さんに話を聞くと立位や歩行時では恐怖感が強くなり「力が入ってしまう」と言っており、解釈は容易ではない。三つのタイプにて共通していることの一つは前脛骨筋への放散反応である。これは前脛骨筋の随意性との関わりを示唆している研究もあり、今後追研究を期待したい。私が訓練を実施した患者さんのなかで、最後の一つのタイプに関しては訓練にて改善がみられた。このタイプは他のタイプとは異なり下肢、特に股関節を動かすというところにキーが無い。つまり、荷重していくという環境下で出現する特徴を持つ。他のタイプでは、全員が骨盤の挙上を伴う下肢の振り出しを行っており、骨盤の挙上と内反の関係性が示唆される。しかしこのタイプでは骨盤の挙上は関与していない。したがって、股関節の随意運動による放散が内反を出現させていない可能性が高い。このタイプが単独で出現している患者さんは私自身まだ一人しか見たことが無く、珍しいのかもしれない。

◉荷重と内反

この患者さんとは、急性期・回復期を経て発症から七か月経過した時点で出会った。左半球を損傷しており運動性失語と観念運動失行、特にパントマイム失行を呈していた。とても明るい人という印象が強いのだが、ご主人曰く「病気する前と人が変わってしまった気がする。これも脳梗塞の影響なんですかね」とのことであった。確かに、楽観的な雰囲気はあり、感情を前面に出す方ではあったのだが…。上肢は常に緊張し、肘に関しては全可動域において抵抗があるほど異常な伸張反射がみられていた。歩行は杖とプラスチックのSLBを使用していたが、本人は「何も使わずに歩きたい」と言っていた。実際歩行を観察すると、装具を装着した状態では上肢はウェルニッケマン肢位であり、振り出しは分回し、支持期では体幹が側屈していた。装具を外した状態で歩行を観察すると、装具で隠れていた内反が出現し、振り出しはぶん回しがさらに強くなり、接地が股関節内転位であり内反が出現しているために足底外側にて接地していた。患者さんは内反が出現すると「あーダメだ」と言い、修正が困難であった。立ち上がりにおいても内反が出現してしまい、踵部の後外側で支持するように行われており、母指球周囲が浮いている状態であった。

この患者さんでは、まず内反が歩行周期のどの段階で出現するのかを観察し、本人にも聞いた。これはこの人に限ったことではないのだが、意外と内反が歩行のなかでいつ出現するのかがわかっていない人が多い。本人は歩き出しが非麻痺側からの振り出しとやや珍しかったのだが、この一歩目を振り出す時の麻痺側への荷重の際に、内反が出現していた。患者さん自身は気づいておらず、伝えると驚いていたほどだ。内反が出現したままぶん回しにて振り出し、膝の屈曲は一切みられず、いったん内反が出現すると修正することが難しく、そのまま歩行を継続する。したがって、最初の一歩目を振り出す際の内反の抑制が行えれば、歩容が変化するのではないかと考えた。

そこで、足底への介入から行った。この人は接触に関しては認識が良好で、圧に少し難しさを感じているようであった。歩行の前段階として立ち上がりでの内反の改善を目指した。立ち上がりの際にどこに体重が載るのかを視覚的に、また左右を比較することで情報を構築させていった。すると、一回の介入で立ち上がりの際の内反はみられなくなった。主に母指球への荷重が可能となったことが要因であると考えられる。翌週まで効果は保たれており、立ち上がりの際の内反はこの時から一切みられなくなった。そして歩行なのであるが、なぜ踵の後外側へ荷重するのかを観察すると、プラスチックのシューホンを家や屋外では使用していることから、荷重時に股関節と膝関節の伸展により装具へ下腿を押し付けるようにして荷重していた。このことが、後方への荷重と関係していると考えられた。そこで、踵と膝と股関節の位置関係を空間的に示すと同時に、足底の荷重位置を、これも接触空間的な課題として行った。その後、立位にて左右への重心移動の際、足底の圧情報を聞きながら股関節での重心移動をさせ、左下肢を振り出す課題を行った。すると体幹の右側への側屈が著明に軽減し、足底全体を接地した状態で荷重を行うことが可能となり、内反が少しずつ軽減していった。要するに、股関節が屈曲し踵部へと荷重されることによる「重心が後方へ傾いている」という情報から出現していた足関節の過剰な背屈の平衡反応は、足底全体への荷重が可能になったことにより抑制され、結果として内反が抑制されたのではないかと考える。

この人のように、純粋な原始的なスキーマや股関節の運動に伴う放散反応が原因ではない内反は確かに存在し、患者さんの行為を妨げている。私たちセラピストはこれらの現象を同じ「内反」や「分回し」として捉えるのではなく、十分に観察し仮説立てていく必要がある。

◉麻痺の改善を追い続けて

脳卒中を患い、脳は混乱して身体面精神面共に支障をきたしている人たちは、自分が今どのような状況なのかを常に模索し、元に戻ることを夢見てリハビリテーションを行っている。ある一瞬から人生は激変し、今までできていたことができなくなり、今まで無意識に行えていたことをどうやっていたかを思い出そうとしているのだ。セラピストがその手伝いをできなくて誰ができるのであろう。麻痺は改善しない。それは事実かもしれない。ただ、私たちセラピストは諦めてはいけない。少しでも患者さんが楽に生きていけるよう努力するべきである。■

感覚障害

なぜ感じないのか

◉リハビリテーションにおける「感覚」の誤解

「感覚とはなにか」これを説明するのは一見、簡単なように見えるが、その本質は実に深い。感覚、知覚、認知のように類似した用語が入り混じるリハビリテーションの世界ではよくあることではあるが（本当はあってはならないが…）、正しく使われているのか怪しいのが現状である。

脳卒中や脊髄損傷、末梢神経麻痺など、さまざまな原因で感覚障害は生じ、整形外科疾患においてすらこれが出現する有様である。このように、リハビリテーションで患者さんの感覚を評価することはもはや必須であり、これが現場においてもルーティンとなっている。しかし感覚には非常に多くのモダリティがあり、その障害の種類においてもさまざまである。この多様性がリハビリテーションにおいて感覚障害への対処を難しくしている。たとえばその代表格である「しびれ」はたびたび訓練を難渋させてセラピストを悩ませているが、このしびれにおいても原因はさまざまであり、原因不明なものも存在している。

このように「感覚」について考えていくと非常に幅広いことを考えていく必要があり、また臨床のなかでも広い視野と多くの視点を持つことが要求される。「表在感覚鈍麻」という評価結果から得られることは単に「感覚が悪い」ということだけであり、この評価結果は感覚を入力していくという安易な訓練へと向かわせてしまう。これでは、良くなるものも良くならない。運動を詳細に観察するならば、感覚も詳細に評価をしていくべきである。本章では「感覚障害がある」ということに関していかに多視点的にみていく必要があるかについて考えていきたい。

◉評価からみえる感覚障害の本質

一般的にリハビリテーションの現場で行われている感覚障害に対する評価は非常に簡潔であり、実施しやすい反面、多くの誤解を生みやすい。現在身体に関する「感覚（体性感覚系）」はまず、「表在感覚」と「深部感覚」に分類されることが多い。表在感覚はさらに「触覚」「圧感覚」「温痛覚」に分けられており、深部感覚は「位置感覚」と「運動感覚」に分けられる。その他には、「二点識別覚」「振動覚」などの検査があり、リハビリテーションの臨床で実施されている。これらは学生の頃に習うものであり基礎的な部分として重要なことは間違いない。

しかし本当にこれだけで十分なのであろうか？　もちろん、基礎的な検査は重要であるが、臨床で訓練へと繋げていくためにはやはり応用的な検査が必要なのではないだろうか。特殊感覚系と呼ばれる「視覚」「聴覚」「味覚」「嗅覚」「前庭感覚」など、人にはさまざまなモダリティの感覚が存在している。これらすべてについて患者さんを評価する必要はないかもしれないが、私たちの臨床は仮説に基づいているため、より正確な仮説を立てていくためには患者さんの情報が多いに越したことはない。これらのことを考えながら、私が「感覚」を考えていくうえで非常に重要なケースとなった方を紹介する。

①こんな方法で本当に良くなるの？

最初の患者さんは、腰椎四番の圧迫骨折後に後方プレート固定術を施行した七十歳代の女性である。受傷前は非常にアクティブな生活を送られており、ＡＤＬはすべて自立されていた方だった。ＯＰＥ後約二週間で回復期へと転院となり、私が担当となった。認知面に関しても非常にクリアであり、一切認知症の疑いはなかった。入院当初から腰部の疼痛を訴えており、特に起き上がり時と三十分以上の座位にて著明であった。座位では骨盤後傾位で前傾しようとすると疼痛が腰部に出現した。座位、立位、共に左荷重であり、歩行時には骨盤が左側へスウェーしていた。

本来このような患者さんに対して実施される評価は、疼痛検査に加えて筋力テストや体幹の立ち直り反応などが中心であることが多い。腰の疾患であるため、表在感覚や腱反射の評価を実施することはあるかもしれない。しかし、私は最初の三回のリハビリテーションのなかで、深部感覚の評価を徹底的に行った。特に股関節である。腰椎は骨盤の動きとの関係性が高く、前後傾はもちろん左右への傾斜にも深く関与している。そのため、股関節の周囲筋の筋緊張が正常でいられるわけがない。深部感覚である運動覚はそのほとんどが筋に存在する筋紡錘からの情報から成り立っており、筋緊張や防御性収縮は深部感覚へ非常に大きな影響力を持っている。つまり、整形外科疾患において、関節覚の変質は常に生じているのである。このケースにおいては、長内転筋・薄筋などの内転筋群、大腿筋膜張筋、半腱半膜様筋などさまざまな筋の影響がみられていた。

では、実際にどのような深部感覚の変質が生じていたのかである。その際に、感覚をさらに細分化して評価していく必要がある。

一つ目は関節運動の有無の認識が可能かどうかである。これは「動いたらすぐに教えてください」と指示を出し、その反応速度や正答率などを観察する。

二つ目は運動方向である。本症例では股関節であるため六方向の認識を観察する必要があるが、始めは内外転・屈曲伸展・内外旋それぞれを二択で聞いていく。これに関しても「動いたらどちらに動いたか教えてください」と指示を出し、一つ目と同様反応速度と正解率を観る。

三つ目は動いた距離である。これは中間位からそれぞれの方向でどれくらい動いたのかを聞いていく。正中からの距離で1・2・3のように番号で決めて番号を聞いていくこともあり、左右でどちらがより多く動いたのかを聞いていく方法もある。

最後が動いている速度である。これは同側を二回動かして、一回目と二回目のどちらが早かったのか、もしくは左右同時に動かしてどちらが早かったのかを聞いていく。

以上の評価を実施していくと二つ目までは問題なく回答ができる。整形外科疾患では脳損傷ではなく、感覚情報の変質が生じるためどちらに動いたかに関しては問題がないことが多い。しかし先述したとおり、防御性収縮などによる筋緊張の異常や手術による筋切開に伴う伸張時の情報変質により、どれくらい動いたかという「距離」に関してはエラーが生じる。本症例においても、左右の距離の認識に差が生じており、それは立位や歩行に関しても大きく影響していた。右側と比べて左側の方が大きく動いているように認識しており、左側の正中位がやや内転側に偏位していた。これは立位において左荷重であることと関係しており、内転筋群と大腿筋膜張筋の防御性収縮によるものと考えられる。

整形外科疾患において筋緊張異常はつきものであり、本人は自覚していないことがよくある。防御性収縮は疼痛を予防するための機構であるにもかかわらず、持続すればするほど二次的な異常を引き起こしている。つまり、今感じている疼痛の原因が、自分が力を入れてしまっていることだとは思わないのである。だからこうした人に対し「力を抜いてください」「力を入れ過ぎないように動かしてください」などの声がけは有用ではないのである。本症例に関しては、このような深部感覚を中心とした知覚の認識のずれを、視覚と体性感覚のマッチングという形で訓練した。整形外科疾患では脳の情報処理に関しては問題が無いため、視覚を使用することが非常に有効であることが多い。すると、介入から三日目に疼痛に変化がみられ始めた。座位、立位、共に正中性が獲得でき、動きにスムーズさがみられ始めた。最終的には、二時間の座位保持や疼痛のないフリーハンドの獲得まで改善することができた症例であった。整形外科疾患において、感覚の認識のずれの重要性を示すことができた症例であった。最後に退院時に本症例から聞いた言葉を紹介したい。

「最初はこんなやり方で本当に良くなるか心配だったわ。でも身体は正直で三日目ぐらいから変わり始めたのに気づいたの。どんどん体が軽くなってきて、腰のところが自分の腰のように感じられるようになったわ。みんなきつい運動ばかりしてないでこれをやればよいのにね」

②触っている感じがまったくわからない

このケースは、左中大脳動脈領域の梗塞を呈した五十歳代の男性である。発症から、約一年経過した時点での介入となった症例であるが、麻痺側上下肢の感覚がまったくなく、それは特に上肢がひどいとの訴えが聞かれていた。上肢は常に力み、座位でテーブルに手を載せていると、手掌でテーブルを押してしまう。また、ぎこちない動きが著明であった。実際に評価を行っていったのだが非常に興味深いものであった。

まず始めに、触覚の有無を聞いていった。右手指から始まり前腕、肘、上腕、肩と触れていったのだが、末梢に行くほどわからないとのことであった。次にどこを触れているのかを、回答を二択（肘か指かなど）から始め、徐々にオープンの回答（今から上肢に触れるので触れたらどこに触れたか教えてくださいなど）へと変更していった。二択に関しては何となくわかるとのことであったが、オープンにしていくとまったくわからないとのことであった。

少し触覚の検査に関して話しておく必要があるのだが、触覚はさまざまな要素から組み上げられている。たとえば、その要素に摩擦があり、これは筋出力系に直接的に影響を及ぼす。摩擦と関係性が高いものとして圧があり、物体が滑りにくいものに関してはあまり圧を加えて把持する必要が無くなるなど、行為一つに対しさまざまな要素が複雑に絡み合っている。つまり、触覚は運動と密接に絡み合っており、感覚野がいかに細分化され情報を処理しているかがわかる。触覚の種類のほかにも運動覚との関係性も非常に重要であり、人が物に触れている時に指が動いている方向や速度と触れている指先の滑らかさや摩擦、圧の情報が整合性を持っていることが非常に重要となる。本症例の場合、テーブルに手を置いている時に手掌や指での圧情報を認識することが難しいことから、テーブルを押しているということを認知することが難しいのである。だから、このケースでは触覚を使用した訓練を実施することは難しく、注意することとすら困難である可能性が高い。

では次に考えるのは何か。深部感覚である。触覚がこれほど認識することが難しいのであれば、深部感覚に関しても同様である可能性が高い。だから評価を少し工夫してみた。その方法は、閉眼にて非麻痺側にて麻痺側の指定した部位に触れるというものである。これは、劣位半球損傷の患者さんによく実施するものであるが、身体表象の評価である。本症例は優位半球損傷であるが、もし深部感覚に重度の「麻痺」が存在する場合にはまったく触ることができないはずであり、閉眼中に手の場所を移動した場合は、移動する前の場所に手を持っていくはずである。しかし、本症例は移動する前も、移動した後も正確に触れることができた。彼自身、あまりそれに驚いていなかったのだが…。さらにもう一つの評価を実施してみた。座位にてセラピストが右上肢を他動的に動かし、右手部と顔面との距離がどのくらいあるのかを問う方法である。これに関しても深部感覚により自分の手が今空間のどこに存在し、自分を座標中心として顔とどれくらいの距離感があるのかを認識する必要がある。しかし彼は正確に回答することができた。では実際には運動覚は障害が無いのではないかと考えた私は、一般的な評価を実施したが、想像どおりまったく回答することはできなかった。動いているかどうか、またどこの関節が動いているかもわからなかったのである。これは感覚麻痺なのか…感覚を認識することはできないがそれらを統合し空間的な処理を行うことはできる。正直なぜかはわからないが目の前の患者さんにこのような現象が生じているのであれば、訓練でそれを使用しない手は無い。私は、行為へと認識を広げ訓練を実施した。つまり感覚を問うのではなく認知した結果を聞いていったのである。なぞったものが大きいのか小さいのか、握ったものが大きいのか小さいのか、触れた場所が高いのか低いのかである。すると、症例に変化がみられ始め、触覚を認識することができたのである。最初は触れているかいないか。次はテーブルを押してしまっているかいないか。触れた物がどのような手触りかもわかるようになっていった。触覚と深部感覚との整合性が少しずつ生まれ、圧感覚の認識が可能となった可能性が高い。その結果、道具使用の際の過度な力みは無くなり、スムーズな動きが徐々にみられてきた。現在でもリハビリテーションを継続している。

③感覚麻痺だから

脳卒中における感覚障害は、もちろん整形外科疾患におけるものとは根本的に異なるため評価結果の解釈はまったく違うものとなる。その代表例が、注意障害が感覚障害へ大きな影響を持っているケースである。この注意障害は脳卒中になれば全員と言ってよいほどの症例にみられる高次脳機能障害である。この注意障害を分類することはまた別の機会にするが、感覚障害と関係性が強いものとして、身体への注意が困難となるものがある。この注意障害により身体へ注意が向きにくい状態の患者さんにおいては、感覚刺激を認識することが難しくなる。つまり、外部からの観察では感覚麻痺のようにみえてしまうのである。確かに「感覚の障害」ではあるが、感覚神経や感覚に関与する脳器質の破壊による感覚「麻痺」とは鑑別する必要がある。注意の改善に伴い感覚の改善に直結するからである。実際、リハビリテーションの臨床において感覚麻痺と勘違いしてしまうケースは多い。そのため、注意障害による影響がどの程度存在するのかを評価結果や訓練における関わりのなかから判断していく必要がある。その判断材料の一つとして以下の症例のなかでも挙げるが、評価時の正答率がある。感覚を問うた際に、どのような言葉を使用しまた患者さんに対し何を問うたのかによりそのつど正答率が変化した場合、注意障害による影響があると考えられるのである。それではケースを紹介していこう。

このケースは視床から被殻を中心とした非常に大量の脳出血を呈した症例であり、回復期を退院後間もなくの介入となった。患者さんはご家族といらしており、始めに言われたのが「左側の感覚がまったくないんだよね」「感覚麻痺が重度って前の病院で言われて、半側空間無視もあるって言われた」であり、ご本人も、左側はまったくわからないと言っていた。感覚神経が存在していることは知っており、症例に生じていることはその感覚神経が損傷していると信じ込んでおり、いつかその神経が繋がると信じていた。私は、症例に現在生じていることを正確に把握し説明することが必要なのではないかと考えた。週に一度の介入では、自宅で行う家族の手伝いが必須になるからである。また、注意障害により知覚に障害が生じているのであれば、「感覚麻痺だからしょうがない」という身体の左側へ興味がない状態では訓練による学習が生じにくい可能性が高いためである。

評価の実際であるが、本症例においては左側からではなく右側から評価を開始した。もし身体へ注意が向きにくいのであれば、右側においても何らかのエラーが生じると考えたためである。硬さの異なる二種類のスポンジを背臥位の状態で全身の各部位へ当てていく。体幹の右側から骨盤、大腿前面、下腿、肩、上腕と全身へ当てながら「何番ですか?」と聞いていく。すると正答率が100%ではなく、遠位部に行くほど間違いが増えていった。さらにこの時にどのような言語を使用して質問をしたのかが非常に重要であった。

知覚のメカニズムを考える際に、身体への注意というものが非常に重要となる。他の章でも報告したが、身体へ入力された感覚刺激は脳内の身体表象と比較され「どこに」触れたのかという情報をはじき出す。つまり、この比較という作業が非常に重要となるのである。これはボディイメージとの比較とも言え、閉眼にて自分の身体に触覚刺激が入力された際にその部位に注意をすることが必要となる。だから、身体へ注意が喚起できない場合、感覚障害というよりは「知覚障害」が生じる可能性が高いのである。麻痺側のボディイメージの崩れは、全身の身体としての整合性を失い、非麻痺側のボディイメージの崩れへと波及していく。その結果、全身への注意喚起の困難さとあいまって知覚の精度を低下させていくのではないだろうか。知識として身体の形、部位、名称は知っていても知覚から構築されるボディイメージは崩れていることは非常に多く存在している。つまり、本症例において「何を問うのか」ということは非常に重要となり、正答率の変化を大きく引き起こしていた。スポンジの硬さを問う時とスポンジが「どこに」触れたのかを問う時では倍近くも正答率が異なった。これは、症例に対し「どこに」という空間認識を伴う質問では非常に情報処理が悪く、返答の速度が非常に遅いうえに間違えていた。しかし、硬さを問う場合では当たっているものに注意することが重要となる。つまり質問の内容や使用する言語により異なる現象がみられ、注意の運用の得手不得手が確認できたのである。もし、硬さの認識をする際に無意識的自動的に触れている部位がどこなのかということが処理されているのであれば、硬さの認識の課題は身体表象の再構築を可能とし、空間定位能力の向上に繋がるのではないかと考えた。

このように考えた理由は他にもある。USNの検査である線分抹消や線分二等分線において、自己中心座標系において、右側・正面・左側で行うと左側での成績が非常に悪かった。つまり、自分から見て左側の知覚の精度が非常に悪いのである。これは身体においても同様であると考えられ、身体知覚と視覚との関係性を考慮することができる。視覚の改善と身体空間の改善が関係していれば訓練は非常に行いやすい。ここからは他の章の「視覚性空間認知障害」でも述べたことと同様の訓練を実施した。結果も同様であり、知覚の改善が著明にみえ始めたのである。

初回の訓練後に、評価結果から感覚障害が注意の影響を非常に強く受けており、注意の改善に伴い感覚が改善してくる可能性を本人と家族にあらかじめ説明していた。さらに、その先には立ち上がりなどの行為の改善を見据えていることも同時に説明していたのであるが、介入から約五回目で立ち上がりに変化がみられ始めた。姿勢の改善もみられており、常に左側へ傾いていた頸部は正中を保てるようになり、家族も変化を感じていた。

本症例において、注意障害が知覚に非常に大きな影響を及ぼすことが理解できたのではないだろうか。感覚がわからないことはどのように自分が動いているか、動いたらよいのかをわからなくし、行為を変質させていく。感覚障害を正しく捉えることは患者さんを治すことに直結する。

◉感じないその裏には…

三人の「感覚障害」を持つケースを紹介した。皆、その一人称記述は「感じない」であり、三人称記述でも「感覚障害」である。しかしその裏側には、一つ一つ異なる原因が存在し、彼らの感覚障害を難しいものへと変化させていた。それらを一つ一つ紐解いていく作業が必要であり、評価の核になる部分ではないかと思う。改善可能性のあるものなのかどうかの判断は、患者さんのリハビリテーションへの姿勢を決める重要な因子の一つとなり、改善する可能性があるものを「麻痺だから治りません」ということはあってはならない。なぜ感じないのか、その理由について、セラピストは最後の最後まで考え抜かなければならない。■

反対の手が動く…なぜ？

半球間抑制の存在

人の脳は脊髄、脳幹、小脳、中脳、大脳により構成されている。そのなかの大脳は左右に分かれており大脳半球と呼ばれる。これらはそれぞれ干渉し合いながら働いており、時に反対側を抑制し、時に興奮させている。これは半球間抑制と呼ばれており、非常に重要な脳の機構となる。半球間抑制に関しては約五十年前に Rockefeller らが報告して以来、多くの研究が報告されており、リハビリテーションにおいても重要視されてきたにもかかわらず、その詳細は不明のままであった。詳細は専門書を参考にしていただきたいのだが、左右の大脳半球はそれぞれ別々の目的をもって作用しているが、時には協調して働く必要もある。そのため、左半球の発火は右半球が不必要に発火しないように抑制する働きもなければならない。このメカニズムは二〇一二年に解明されたのだが、この半球間抑制により保たれている絶妙なバランスが脳卒中や骨折などにより崩れてしまう。脳卒中においては損傷側から反対側への抑制が減少し、非損傷側の発火が強まる。その結果、非損傷側から損傷側への抑制が強まり、損傷側の活動性の低下が進行してしまう。さらに、麻痺側を使用しない（できない）ことにより、損傷側の運動野、さらには感覚野の活動性が下がっていくという悪循環が生じるのである。これは健常者に対し行われた研究によっても明らかである。これに対し、麻痺側を長時間強制的に使用することで解消する目的で行われているCI療法が提唱されているが、施行時間が非常に長いなど実際に実施していくには課題は多い。その他の治療法に、Transcranial magnetic stimulation（以下、TMS）による非損傷側の過活性を抑制する方法があり、リハビリテーションとの併用を行っている病院もある。

今回の症例は、発症から七か月が経過した時点で介入を開始し、一年が経過した人である。この人は二度TMSを実施し、その後の訓練においてみられた現象から、半球間抑制の関係性が示唆されたのでその重要性を考えていく。

◉反対側の手が動く

脳卒中の患者さんにおいてよくみられる現象が異常な放散反応である。連合反応とも言われる現象であるが、ある身体部位を動かそうとすると意識していない場所が動くというものである。たとえば麻痺側の手指を握ろうとすると同側の肘が曲がる、肩甲骨が挙上するなどさまざまな現象が観察できる。時にこの現象は非麻痺側へも放散する。これは健常人でも、緊張している時や非常に力んだ時にみられ、皆さんは握力を計る際などに全身が力んだ経験があるのではないだろうか。脳卒中後はこの放散反応が異常に出現しやすくなる。原因はスプラウティングなどいくつかのものが考えられている。この放散反応とは少し異なるが、麻痺側を動かしている時に非麻痺側が動く現象が観察されることがある。その現象に関して、ケースをもとに考えていく。

一人目の症例は発症から七か月経過した時点での出会いとなった四十歳代の女性である。左基底核から放線冠の出血と診断を受けた彼女は、運動麻痺は軽度ながら筋緊張の調整が困難であった。上肢に関しては手指の屈曲伸展が行えるレベルであったが、右手指を動かそうとする時に左手指も同時に動いてしまっていた。本人は気づいておらず、指摘しても次から気をつけられるわけではなかった。彼女はＴＭＳを二回実施しており、一回目の時は少し動かしやすくなったもののすぐに戻ってしまった。二回目の時には「あること」を考え訓練に取り入れたところ、さらなる変化がみられた。

◉右手が緩む…

「あること」を考えたのは、彼女からＴＭＳの時の話を聞いた時に違和感を覚えたことがきっかけであった。それは「ＴＭＳを施行中、右手首と手指がすごく柔らかくなって動かしやすかった」というものである。つまり非損傷側の過活性を抑制することで、麻痺側上肢の過緊張が抑制されたということである。これが何を意味しているのかを考えていくといくつかの可能性が考えられた。一つ目が、損傷側の活性化を助けるために代償的に働いていた非損傷側が、働いているうちに抑制が効かなくなり働き過ぎていた可能性である。これはいくつかの研究から、脳卒中後の麻痺の回復の要因において非損傷側の代償は報告されているため想像しやすい。二つ目は、非損傷側から損傷側に対して興奮性の刺激が入り続けていた可能性である。三つ目が、非損傷側から損傷側の筋緊張の調節機構に対し抑制が働いていた可能性である。これら三つが考えられたのだが、非損傷側への介入が麻痺側上下肢の動きを改善させる可能性があるのであればこれを見逃すわけにはいかなかった。これらと、麻痺側動作時の非麻痺側の無意識な動きの関係性はあるのかを考えることは有用なのだろうか。考えても答えを導けなかったため、実際に彼女に対し訓練を実施した。

◉日に日に変化する身体

では実際に訓練を考えていく際にどうしたかであるが、損傷側と反対側での発火が偏っているのであれば、両側を使用した訓練を実施するのはどうかと考えた。つまり両手への同時訓練である。今までは麻痺側へ片側での介入を行っていたが、その際に反対側の手部が動いていることが多く、これが過発火ではないかと考えたのである。動いていなくても常に力み、つっぱっているような感じであった。そこで、麻痺側への訓練時に反対側の上肢を力が入ると動いてしまう環境（図）に置いた状態にした。すると注意の分散の影響も考えられるが、麻痺側の精度が格段に低下した。症例は「左右を交互に気にしてしまうような感じがする」「両側同時にコントロールできない」と発言していた。本症例は標準注意検査法（clinical assessment for attention：CAT）を実施したが著明な注意障害は検出されなかった。また、両側性の注意に関しても消去現象など出現せず問題は無

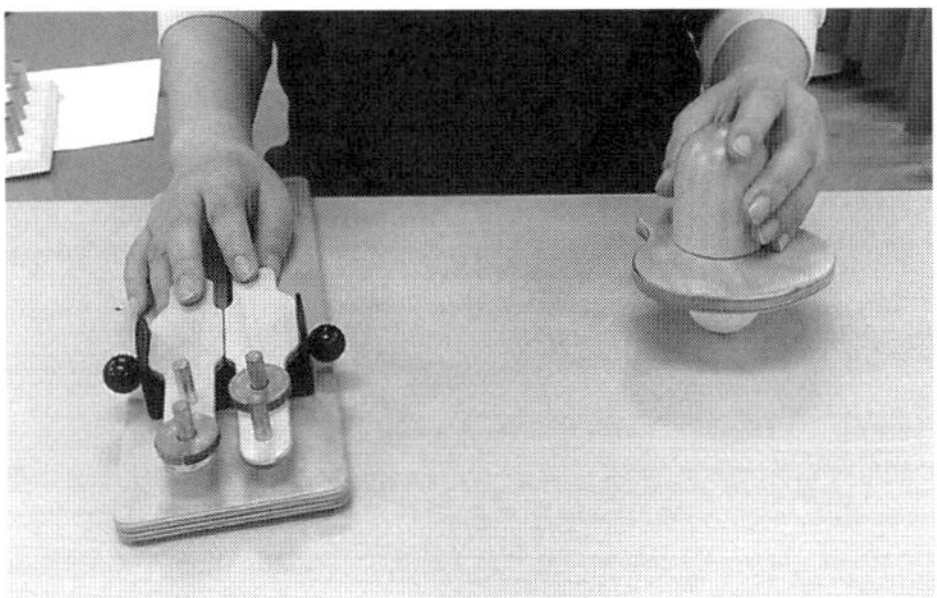

図　左手には不安定な物を持たせ、右手で識別課題を行う。

い。そのため、注意による影響で麻痺側の拙劣さが出現したとは考えにくく、両側をコントロールするという行為が難しくなっていた。その結果、両側からの知覚情報を処理できていないことがこのような発言をさせた可能性が高い。

このケースに関しては、介入から約十か月経過した後の両側同時課題であり、片側において十分な情報処理が行えていたことが重要であった。情報処理の面や注意の面から考えても片側より両側の方がタスクが大きいことは間違いない。したがって、片側での情報処理が行えてから両側同時での訓練を開始しなければ、より混乱し、異常な放散反応が出現する可能性が高い。正確な評価と判断が必要なのである。

訓練を開始してすぐ変化がみられた。初めて両側への訓練を実施したその日、グーパーのスムーズさが向上、つまみ動作に関しても正確性が著明に向上した。さらにその効果は翌日まで継続しており、「日に日に変化しているのがわかる」というほどであった。約一週間、計五回の介入で反対側への放散はみられなくなり、麻痺側手部の動きは非常にスムーズになった。では症例に何が起きたのだろうか。それを考える前にもう一人の患者さんを紹介したい。

◉気になってしょうがない

もう一人の患者さんは、発症から十四か月経過した時点での介入となった六十歳代の女性である。損傷部位は画像が無いためはっきりしないが、手指の伸展が可能であることなどから錐体路の損傷は重度ではないと考えられる。しかし、本人も自覚していたがごく軽度の失語症を呈しており、失行症もみられていた。また、右上肢の特に手部を動かした際に左手部へ放散し、麻痺側手指を動かす際には反対側の同じ指を動かしてしまう現象がみられていた。この現象から、麻痺側上肢を動かす際に反対側の制御を求めていく必要があると考えた。始めは麻痺側上肢の情報処理の状態を確認し、どのレベルまで難易度を上げてよいのかを精査していった。その結果、感覚麻痺を呈しておらず、注意障害においても著明なものがみられなかったことなどから、両側同時の訓練を実施できるのではと考えられた。非麻痺側に一人目と同様に負荷をかけた状態で麻痺側の手指、前腕それぞれに課題を実施していった。すると、非麻痺側を保持することが難しそうであり、本人からは「気になってしょうがない」との発言も聞かれた。やはり、片側の時より精度は低下し、最初は麻痺側の回答も間違いが多かった。少し行っていくと正答率が増加し始め学習効果がみられた。「あまり気にならなくなってきた」「右（麻痺側）に集中できる」と言い始め、明らかに麻痺側上肢の筋緊張が亢進していたものが消失していた。その結果、机に手を載せる際に手指が屈曲した現象はみられなくなり、リーチングからの把持動作も可能となった。慢性期であるにもかかわらずこのような著明な変化がみられた要因には、運動麻痺自体が軽度であることや高次脳機能障害の行為への影響が少なかったことなどが考えられるが、訓練により半球間の安定が少しみられたのではないだろうか。事実、訓練後は反対側の手指の動きはみられなくなり、力む様子もみられなくなった。もちろん麻痺側の動き自体が改善し、放散が出現しなくなった可能性はあるがそれだけではないように思う。両側同時訓練前はみられていたのだから。

●絡み合う情報

今目の前の患者さんに出現していることを理解しようとする時、何が手がかりになるのだろうか。本や講習会で学んだ知識なのか、今までの自分の臨床経験か、先輩セラピストの助言か…。もちろんすべて手がかりになると思うが、それらのバランスを保つことが非常に難しい。つまり、知識だけ経験だけ助言だけでは患者さんを治すことはできない。私たちセラピストには百人の患者さんに百様の訓練ができる力が必要なのである。

今回のケースにおいては、半球間抑制という知識、患者さんの言葉、私の経験すべての情報が絡み合い新しい訓練が生まれたと思っている。つまり、私特有の見方なのであり、これが正解かどうかはわからない。しかし、目の前の患者さんに変化がみられセラピストが仮説立てて行った訓練は何かしらの意味があると思う。両側同時に訓練を実施するということは、今までもダブルタスクなどの注意の面では行われているが、半球間抑制という視点からの報告は少ない。バランスの崩れた半球間抑制により、過度な抑制を受けている損傷側の半球を働かせるのは容易ではない。しかし、可能性はあるのではないか？　リハビリテーションは少しずつ前進している。■

左利き
優位・劣位と高次脳機能障害

皆さんの利き手は左右どちらだろうか。ちなみに私は右利きであるが、おそらくこの本を読んでいる人たちの十人に一人ぐらいは左利きであろう。現在全人口の約10～12％が左利きとされており、やや男性の方が多いとされているが、利き手には左利き、右利き以外にも種類があること、定義が定まっていないこと、テスト手法にはそれぞれ欠点があることなど、いくつか但し書きは必要である。そもそも利き手とは何なのだろうか。よく使用する側の手なのか、物事を器用に行える側の手なのか…友人などと会話するなかで利き手を話す時、箸は右手だけとボールを投げるのは左手など器用なことを言う人に出会ったことのある人は少なくないだろう。利き手とは上肢の使いやすさに関わる現象で、日常必須の習慣的行為における一方の手の多用傾向を言う。リハビリテーションにおいて、利き手を重視すると言えば脳血管障害での利き手交換であろう。この場合での利き手は、日常生活動作にて主に道具を操作する際に使用する手という意味であり、深い意味での利き手とは少し異なる。

ではリハビリテーションにおいて、利き手は何を意味するのであろうか。利き手が運動のどのような要因と関連するかは不明な点が多い。個別的な指関節の動きの制御能力（指定された指をＰＩＰ関節で直角に屈曲する）は利き手と相関せず、むしろ左手の方が良いくらいである。しかし、正確なタイミングと正確な姿勢把持が必要な運動では、左半球損傷では両手に成績低下がみられ、右半球損傷では左手のみに成績低下がみられる。共に古い研究ではあるが、山鳥は静止姿勢の制御ではなく、複数の関節を含む連続的運動の制御に左半球が優位である可能性を示唆している。しかし、現在に至ってもなお、この話に関しては答えが出てはおらず議論が続いている。高次脳機能面ではどうであろうか。利き手は言語野を中心とするラテラリティを考えた際に手がかりとする時に重要な要素となっている。しかし、利き手と言語野の関係性は非常に微妙であり、実際さまざまな分野で長い間議論がされてきており、現在に至っても結論には至っていないのが実情である。

言語野に関してはブローカによって、左脳がさまざまな言語機能を司っていること、左前頭葉の特定の領域が明瞭な発話のための中枢であることが証明されたのが十九世紀、約一五〇年前である。同時に当時の研究者たちは、この言語野のラテラリティと利き手をごく自然に結びつけ、その脳の左右差によって、利き手がつくられていることが示唆されたのである。脳神経科医で作家のオリヴァー・サックスは、「ブローカの発見が脳科学への道を開いた」と著書のなかで書いている。その後、ブローカは、左脳での言語領域にあたる右脳の同部位を損傷した場合、言語機能が損なわれないなどの証明からこの左脳に言語領域がある仮説を証拠づけていった。しかし例外はあるものである。右脳損傷でも言語機能に障害が出る症例が報告され始める。これを、左利きと結びつけて考える者がいたのだが、二十世紀の初め、第一次世界大戦で負傷した兵により、言語中枢が右脳にあるとは限らず、ブローカ自身が主張していた言語中枢と利き手は関連しないということが証明された。言語中枢が左脳にあるのは、右利きではほぼ99％、左利きの場合は約70％であり、差はあるものの中枢が逆に存在すると言える数字ではない。しかし、左利きの残りの約30％の人たちは言語中枢が右脳にあるか、左右の脳半球にまたがっているかのどちらかである。言語機能のラテラリティと利き手が関連していると結論づけることはできないらしい。しかし、リハビリテーションではこの利き手は無視できない。つまり、左利きである患者さんでは、右利きの患者さんとはまったく異なる脳システムを保有している可能性があり、出現する高次脳機能障害が変容する可能性が高いからである。人の脳システムは見ることができないため、観察から見極めていく必要がある。その手がかりの一つが利き手なのである。しかし、それぞれの行為に関連する領域に関して半球をまたがることは非効率極まりない。たとえば、言語を理解するところから発話までのシステムが左脳にあるようにである。つまり、左利きに関してもこのルールは当てはまるように思う。

左利きの症例は多くはないが確実に存在している。そんな患者さんと向き合うセラピストに向けて、ある一人の患者さんを紹介したい。

◉左利きの右麻痺

セラピストとして働き始め五年が経過しようとしていた時、この患者さんは当時勤務していた病院へと転院してきた。右片麻痺と左片麻痺とを分けて考え、評価治療を行ってきていた私はラテラリティに関し、治療へと反映する努力を継続してきた。しかし、この人との出会いはラテラリティに対するさらなる興味を持たせてくれた。回復期早期では、往々にして高次脳機能障害を始めとする現象が安定していないことが多く、覚醒の低下や注意障害においては非常に高い確率で存在する時期と言える。この患者さんも例外ではなく、身体の麻痺のみではなく高次脳機能障害においてもさまざまなものが混在していた。主担当ではなかったため、週に一回ほどの頻度で介入していたのだが、非常に難解であったことを今でも鮮明に覚えている。左視床出血を発症し、保存治療を行い発症から約一か月での回復期病院への転院であった。運動麻痺は上肢にて重度であり、ステージが上肢Ⅲ、手指Ⅰ、下肢Ⅲであり、感覚麻痺が重度であり上肢にて著明であった。基本動作は、起き上がり、立ち上がり、共に要介助であった。右片麻痺であったため、ルーティンとして始めに失行の検査を行った。この時は、観念運動失行や観念失行、さらにパントマイム系やジェスチャー系のエラーは認めず、失行の疑いはみられなかった。しかし、視覚での表面素材を言語化してもらおうとするとできない。そのため、言語系のシステムに何らかの障害があることが考えられた。そこで担当のＳＴに評価を行ってもらったのだが平均以上の成績で、問題はみられなかった。これだけでもやや複雑なのだが、さらに問題は難しくなっていく。本症例は右手の所有感が低下していた。

「朝起きると手がどこにあるのかわからない」

「麻痺側上肢が邪魔でしょうがない」

この所有感はパーソナルスペースの構築に非常に強い関与があると考えている。自分の手がある位置と自分の体幹の間の空間はパーソナルスペースとなるからである。この患者さんではやはり右側の空間処理能力が低下しており、閉眼で左手で右手を触れることすら困難としていたのである。これらの高次脳機能障害はもはやラテラリティの域を超えている。つまりこの患者さんは、脳機能からみると右片麻痺でも左片麻痺でもないのである。ではどのように考えていけばよいのだろうか。私は、観察の重要性を再び考える。目の前の患者さんに問いを立てた時、患者さんが考えている思考をありとあらゆる手段から仮説立てていく必要がある。たとえば、右手指の空間定位の課題の際、「これは何指ですか」と問う。この時、この患者さんは長い沈黙状態になった。顔を右手の方へ向け、眉間に皺を寄せ考えるのである。そして回答する。間違えている時もあれば正解する時もある。これは感覚麻痺によるものなのだろうか。また、前腕を最大まで回内している写真（図）のような少し、無理があるように見える肢位を私が患者さんの右上肢で行い、左上肢で真似するよう指示すると「手が捻れてるように感じる。こんなのできるの？」と言う。右上肢の体性感覚から、右上肢の全体的な形をイメージした際上手く行えない。同時に、メンタルローテーションの能力が非常に低下していた。これは、関節運動と身体位置の変化の認識に関しても影響を及ぼしており、失行の症状とも重なっていた。

特徴的な現象をここまで羅列してきたのだが、これらを各高次脳機能障害に分類し、「この人は、失行がある」「注意障害がある」ということはもちろん重要であるが、これらの既成概念は本症例においては邪魔になる可能性がある。つまり、さまざまな高次脳機能障害が混在している時点で、脳のシステムの変質という幅広い捉え方をする必要があるのではないだろうか。これは訓練へ観察を直結させていくために重要となった。

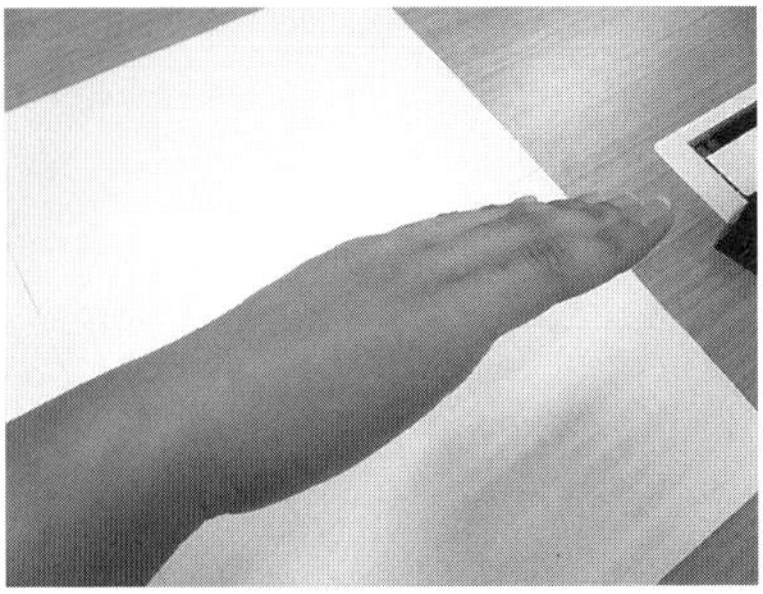

図　前腕を回内している写真
この写真を見てもイメージがわかず、「捻じれてる」ように感じてしまう。

◉歩行獲得へ向け

入院当初麻痺が重度であり、歩行に関しては急性期の病院にて平行棒内歩行を一度行ったのみであった。当院へ転院してきた当初に一度平行棒内歩行を行ってもらったことがあった。しかし、下垂足でつま先を擦り、骨盤を挙上し、ぶん回しで振り出していた。さらに、下肢は伸展位で固定され、反張膝がみられ、顔面に異様な緊張が入っていた。本人に歩行の時の感じを聞くと、「足を出すことに必死です。どういう感じで歩けばよいかなんて考えられません。私は歩けるようになるのですか？」と。この方にとって歩くとは移動ではなく、足を振り出す運動の連続となっていた。立脚期のことはまったく気にせずただただ足を前に出すことを考えていたのである。

本症例では、まず失行による行為内での動いている関節の同定、特に、閉鎖的運動連鎖に関しての認識が悪かった。さらに足関節の背屈運動、立脚時の身体位置の空間把握能力の低下、これは後述するが上肢において著明であった。これらを中心に介入を行った。

介入から二か月が経過した頃に、四点杖を使用し歩行を実施した。この頃には、自然回復を含め下肢に関しては機能回復が著明であり、立脚時の反張膝、ぶん回し歩行が改善されていた。背屈は不十分であったが、足先が床をすることは無かった。つまり、歩行に関しては、一般的な脳卒中の症例とあまり変わらない改善を導くことができた。しかし上肢は別である。触覚すらまともに認識することができなかった。

◉これは自分の手なのか…？

この症例とは現在もリハビリテーションを行っている。発症から一年が経過した現在も上肢の改善を求めリハビリテーションを実施しているのである。

発症から時間が経過したことで、脳機能が安定し、本来の高次脳機能障害の影響が明確になってきた。その内容を記述していく。

①所有感の低下：

これは入院当初からみられていたが、その詳細がわかってきた。触覚に関して認識力が向上し、徐々に識別が可能となってきた。しかし、注意による影響が強く、日により環境によりその精度は非常に異なる。さらに閉眼した状態でテーブル上に両上肢を置き、非麻痺側上肢にて麻痺側の手指を選択的に触れてもらう検査を行うと、まったく触れられない。これは半側空間無視のある患者さんや触覚が著明に鈍麻している患者さんでも行えることは少なくない。しかしこの症例はできない。固有受容覚の低下もみられているが、これも注意の影響は否定できない。そもそも、触覚や圧覚などの表在感覚と固有受容覚を中心とした深部覚の低下が引き起こすそれぞれの現象を分けて考える必要がある。身体失認や身体パラフレニー、余剰幻肢などさまざま現象が確認されているなか、これらと表在感覚・深部感覚との関係性も大枠で把握されてきている。本症例に出現した、麻痺側に触れることができないという現象はどう捉えるべきなのであろうか。空間把握能力、つまり「身体周囲の空間のどこに自分の手が位置しているのか」ということに関し、深部感覚の関与は重要と考えられる。通常これらは、テーブルと接触しているという触覚情報はあるものの、肩関節による手の方向、肘関節による体幹と手の距離など上肢の関節から絶えず入力される深部感覚から手の位置を把握している。つまり、これらの情報の低下は所有感の低下を必然的に導き出し、さらに空間把持能力の低下すらも引き起こす可能性が高い。だから空間性を伴う課題と空間処理と接触処理両方を伴う課題を実施していく必要があった。

②感覚の記憶保持の低下：

非麻痺側の手指に三種類の素材を触れさせ、どの順番に触れたかを問う課題において、二種類までは難なく可能であったのだが、三種類になると三つ目を触れ終わった段階にて最初に触れた物を忘れてしまう現象がみられた。この感覚の保持に関しては頭頂葉が担うとされており、失行との関係性が示唆される。

③言語：

触覚情報を言語化する過程において拙劣さが確認できた。これは、オノマトペのような、「ざらざら」「つるつる」などが言語化できないということであるが、ご家族からこれはもともと苦手だったとのことである。それにしても、出てこない。触れている素材が日常生活内でどの素材の触覚に類似しているかに関してもなかなか言語化できなかった。

これらが特徴的な部分であった。左半球損傷であるため、言語的な障害は理解しやすいが失語症ではない。さらに、空間性の障害もみられており非常に複雑に感じた。

◉テーブルに手を置くことが難しいなんて…

訓練において、何かの行為を獲得していくことは必須である。リーチングなのか手指操作に伴う行為なのか、立ち上がりなのか。対象者の現在の能力から回復可能性までを吟味する必要がある。そこで私は、目標をテーブルに手を載せるという行為に設定をした。食事の時など麻痺側をテーブルに置く・置かないだけで見た目は非常に異なる。さらにこの行為からテーブル上での行為へと繋げることができる。しかし、この行為は想像以上に難しい。肩・肘・手関節それぞれの協調的な動きが要求され、前腕の回内外においてまで情報処理が要求される。このケースでは、それを嫌というほど痛感していた。

まず始めに、この行為に内在している関節運動について確認した。「肩が曲がって…肘は伸びて曲がるのかな？手首は…テーブルを避けるために曲がったり伸びたり…」と解読に関しては行える。その分動かした際の違和感がとてつもない。うまくいかないことへの苛立ちが募っていた。私は、退院後から介入を開始して五か月ほどが経過したくらいから症例の変化に気づいていた。元気がないのである。回復期と比べ、改善が目に見えて現れないことに対し焦燥感を感じることは予想できたものの、退院した後に週に二回という頻度での介入では精神面への対処が非常に難しかった。

脳卒中後の「うつ」は非常に高頻度で出現する。詳細は他章で説明するが、この精神面の維持は学習効果に非常に影響を及ぼすため注意が必要となる。この症例では、常に違和感はつきまとっているものの、いつまでもそれを家族に言っていては「まだそんなこと言っているの」と言われそうで徐々に言えなくなっているとのことであった。そこで、一回、今の気持ちをすべて吐き出していただき、それに対して具体的に説明し訓練に組み込んでいくこととした。早い対処が幸いしたのか、その一回で本症例は精神面の安定を図ることができた。

訓練に戻ろう。私は、手指の訓練を中心に介入を開始していた。この頃には、肩関節、肘関節、共に随意性がみられてきていたためであったのだが、手指の改善がみられない。手指の知覚認識自体が向上してこないのである。なぜなのか…そこで一度、知覚のシステムへ回帰することにした。感覚は入力された後、身体表象と比較されて同定されることがわかってきた。つまり、脳内にある身体の状態が知覚認知に影響を与える可能性があるということである。本症例は左視床出血であるため、感覚麻痺の可能性は高い。しかしそれだけではなく「左利き」ということが、左半球損傷であるにもかかわらず著明な空間把握能力の低下を引き起こしている。だから、上肢の身体表象の変質が生じている可能性が高く、感覚認知へと繋がっていると考えられる。

ここから訓練を組み立て直した。手指への訓練の比重を減らし、肩関節への訓練に重点を置いた。肩関節の情報の整合性を増加させ、上肢の空間内での「位置」、つまり所有感の向上を図ろうと考えた。これは表在感覚、つまり触覚より深部感覚などの固有感覚が重要であると私は考えている。もちろん触覚が無関係とは言わないが、それ以上に固有感覚が重要であるということだ。「固有感覚」の名づけの親であるシェリントンは「自分が自分であるという感覚（自己のアイデンティティ）には欠かせない。固有感覚があるからこそ、身体が自分固有のもの、自分のものであると感じられるのだ」と書いている。固有感覚を中心とした訓練を実施することで、身体表象の構築を図り、その結果、右上肢の触覚が向上してくると仮定したのである。

ここからは著しい改善がみられ始めた。まるで回復期での改善のようであった。徐々に右上肢の所有感が向上し、生活のなかでも「右手が邪魔じゃなくなってきた」、最近では右手を使用し上着のチャックを閉められるようになったところを嬉しそうに見せてくれたりした。触覚も向上し、表面素材の識別や前腕の回内外による手掌の向きの同定、さらに図形の認識に関しても行えるようになった。

◉人はどこまで学習できるのか…

このケースは前述したとおり現在も訓練を実施している。

この先どこまで改善するのか、手指は動くようになるのか…正直わからない。しかし、諦めるつもりは毛頭ない。人は常に学習し変化している。この可能性は無限大ではないだろうか。左利きということがもたらした私の混乱は収まりつつある。この人に何が起きているのか…私がわからなければ他にわかる人はいない。そう自分を励ましながら、また訓練へと戻っていく。■

脳卒中後のうつ
自分は治らないの?

今日と同じ明日は必ずやってくる。今日できなかったことは明日やればよい。明日の休みはどこへ行こうか? 来月の休みはどこへ行こうか? こんなふうに誰もが考えるのかもしれない。これらの前提は、「明日からも自分は変わらない。今日までと同じように食事をし、歩いて外出することもできる」ということだ。そんなことを疑うこと自体、よほどのことがない限り誰もやらない。ある漫画を読んでいたら、寿命が長い人種のある人が、「寿命が長いからこそどのように生きるか、どのように死ぬかを余計に考えてしまう」と言っていた。これは非常に興味深い。人は死を意識した時に、初めて「もっと生きたい」と意識する。今を失いそうになった時、それを尊いと感じるのだ。脳卒中を呈し、目が覚めて少し時間が経つと、自分は病気になり後遺症があるという現実に直面する。その時、人はどのような状態になるのだろうか。これは明らかに、リハビリテーションをしていくうえで知っておかなければならないことだ。

◉脳卒中後の脳と心

目が覚めると突然半身が動かない。時には話せないかもしれないし、まったく感覚が無いかもしれない。このような現実をすぐに受け入れようとしても簡単ではない。医師やリハビリテーションスタッフ、看護師や家族から自分が病気になったことは伝えられるが、知識と気持ちは別物である。基本的な脳卒中後の障害受容に関してはいくつかの報告がされている。しかし、環境や家族背景、社会的背景、歴史など、その人により異なるのが当たり前であり、その人個人の障害や今後の人生などを念頭に考えていく必要がある。

脳卒中を患うと、まずはショックを受けることが予想される。私は脳卒中を経験したことが無いため、これは想像するしかないが、今まで出会ってきた患者さんの多くは「なぜ自分が」「信じたくない」と悲観的な言葉が頭に浮かんだという。ここからは個人差が出てくるのだが、麻痺や高次脳機能障害の重症度など、さまざまな不確定要素が関係してくる。また年齢も非常に重要であり、まだ自分にはやり残したことがある、やりたいことがたくさんあるなど、未来に対する希望も強いファクターではないだろうか。仕事盛りや家族のことなども関係してくるだろう。これらの要素はすべて障害受容へと影響してくる可能性が高い。もちろん私たちセラピストも重要なファクターの一つであり、セラピストの一挙一動が影響を与える。私が回復期に勤めていた際に患者さんに言われた言葉で非常に印象に残っている言葉がある。

「私たち患者にとって、ここの病院では医師ではなくリハビリテーションの方々が『先生』なんですよ」

この言葉が私の心のなかに強く響いたことを今でもありありと覚えている。それくらい回復期では患者さんのなかでセラピストに対する信頼感が強いのである。裏返せば、リハビリテーションに対する期待も大きいということである。自分はこの先どうなるのか、治るのか治らないのか、仕事に戻れるのか、また子どもを抱くことはできるのか…。希望と不安が入り混じった心のなかでリハビリテーションを行っていることを私たちは忘れてはならない。

では、科学において脳卒中後の「うつ」はどう捉えられているのか。まず責任病巣に関しては定まっていないが後方の病変より前方の病変の方が多い。また、優劣位半球差に関しては、優位半球損傷のケースにおいて多いが失語症との関係性は無かったようである。統計学的にはまだ研究数が少なく今後の課題となりそうである。

●うつ・躁・不安障害

脳卒中後の精神面における問題は大きく三つある。一つはうつである。程度はさまざまであり、基本的に急性期に多くみられ、そのほとんどはすぐに改善する。次が躁であり、頻度はそう多くはない。最後が不安障害である。この不安障害は定義が難しく、評価尺度においても同様に定めることには疑問が残る。そもそも脳卒中後に何も不安が無い患者さんの方が珍しいのではないだろうか。ただ、特異的に不安が前面に出ている患者さんはいるようにも思う。脳卒中後の精神面においては、その他にもアパシーや破局反応などがある。これらに関しては、診断をつけることは難しくて具体的な症例を提示することができないが、さまざまな障害受容の過程を示すケースを通して私の経験を述べていこうと思う。

◉障害と向き合い、前をみるために

障害を受容することは容易ではない。それは、今後の生活をどこまで見通すことができるかということと同じ意味だから。このまま治らなかったら…もし悪化したら…このような不安が必ず誰しもの心をよぎる。しかし、全員が落ち込んだままではない。それはリハビリテーションにおいては日々感じるところである。元気に笑いながら入院生活を送る方、表情が暗く積極的に前をみることができない方などさまざまな方がいるのが現実である。これに関与する因子に関してもさまざまなものがあり、実際に報告されてもいる。それを踏まえていくつかの傾向を考えていく。しかし、高次脳機能障害や認知症などさまざまな不確定因子も影響しているため一概に言えないのだが、できるだけそのような影響がない人を中心に考えていく。また、回復期と慢性期（発症から二～四年前後）における症例が中心であるため、急性期における受容に関してはここでは述べることができない。

さて、始めに、明るく前向きに訓練を実施する人である。このような人は女性に多い印象がある。家のことが心配という方が非常に多く、早く帰りたいということが影響していると考えられる。同様に働き盛りの男性に関しても、仕事復帰に対して高いモチベーションを持っていることが影響しており、積極的にリハビリテーションを行ってくれる。だから、このような方には四十～五十代の方が多い。さらに身体状況も大きく影響してくることは間違いなく、最も重要なことは「一人で歩けるかどうか」である。これは私が担当した患者さんの発言なのだが、「歩けなきゃつまらないじゃない」と言っていた。それまで、歩けることが楽しいと感じたことは無かった私には非常にインパクトのある言葉であった。では上肢に関してはどうか。元に戻りたいのは皆当然のことである。手がまた動くことを望み、発症から何年経過してもリハビリテーションを続けている人は多くいる。「この手はまた動くの？」と聞かれた時に、「はい。必ず動きます」ということがいつしかできなくなっていく現在のリハビリテーションの現状は、患者さんの期待に応えることはできない。その対応がいつしか患者さんの「元に戻りたい」という希望の灯を小さくし、ある人の心のなかではその火も消え、ある人はずっとくすぶっているのではないだろうか。もちろん改善するかどうかわからないものを改善するとは言えない。しかし、セラピストがそこに立ち向かわなければ誰が患者さんの手に取り組めるのだろうか。患者さんはこのことを敏感に感じ取る。つまりセラピストの受け答えなどの雰囲気が患者さんの回復を妨げる可能性があるのである。

話を戻そう。では、表情が暗く消極的な人はどうなのだろうか。脳卒中後の心理面に関しては疾患特異性が強いように感じており、損傷部位や程度、脳卒中の種類によってその推移がかなり違ってくる。たとえば、右半球損傷では言語野の過活性から言語による処理が先行してしまい、非常に多くのネガティブな言語を発する人がいる。その結果、自己暗示のような状況に陥るのではないだろうか。自分は先がわからない、治らない、また病院のスタッフとの人間関係が悪い、患者間の人間関係などさまざまなことにおいて悪い方向へと進む傾向がある。では、左半球ではどうか。話すことができないことのストレスや失望感は計り知れない。稀に明るい方もいるのは事実だが、やはり自分の殻に閉じこもってしまっている方が多い印象である。私が介入した経験のある方で、失語症を呈してはいるが歩行は自立している人がいた。この人は他の患者さんとも楽しそうに話していたが、リハビリテーションになるとこの先が心配、全然よくならないと涙を流して話してくれた。この人にとっては、歩けることも手が使えることも大事ではなく、話せること、文字が書けることが重要だったのである。この人に対して、歩行訓練や作業訓練を実施することはまったく意味をなさなかったのである。それを感じた私は、書字を中心として語想起などの訓練を実施した。改善がみられるとともに、この人は非常に明るくなり、退院時には退院後やりたいことなどを楽しそうに語ってくれた。現在の回復期では、ＰＴが下肢、ＯＴが上肢、ＳＴが嚥下・高次脳機能障害というように対処することが自然と割り振られている病院も多い。その結果、このケースではＰＴは本人のＮＥＥＤがない歩行へ介入するしかなく、ＯＴも高次脳機能障害による書字障害であるため対応ができないという現実がみえてしまった。これでは患者さんが良くなるはずがない。

◉セラピストとしてできること

私たちセラピストには何ができるのだろうか。患者さんが何を求めリハビリテーションを受けているのか。そこに医学的知見を導入し、実現可能性を見出し、介入をしていくことは間違いない。しかしそこに挑戦という隙間はあるのだろうか。今までは改善しなかったが今回は違う、という可能性を見出すことも重要なのではないだろうか。患者さんを元気にするには改善することに尽きる。患者さんとの人間関係もそこから構築していきたい。良い人ではなく良いセラピストになるために患者さんの心まで観察することが大切なのである。心を観察する…まだまだ臨床は深そうである。■

強制把握

離せない…

人の行為には必ず意図があり文脈がある。喉が渇いたから水を飲む。講義中にメモを取るためにペンを握り、文字を書く。これらは紛れもない事実であり、運動は無意識的に制御されている。もちろん意識的にこれらの動作が行われることもあり、実際行うこともできる。当たり前のように思えるこの動作は、どのように行われ脳では何が起きているのだろうか。問題なく行えている時は、私たちはこの事象に気を留めることもなく、意識することもない。しかし、これらに異常が生じた時になって初めて、私たちはそこに注意を向け「なぜなのか」を考えるのだ。では、これから伝える現象を自分のことのように想像することができるだろうか。ある日突然、何気なく眼で見ていたものに無意識で手が伸び、そしてその物を掴む。そして一度掴んだら離すことができない。掴んでいるものを取ろうとすると、さらに握りこんでしまう。これが自分の意図とは関係なく行われ、止めることができず離し方もわからない。脳卒中や脳腫瘍によって脳の特定の部位が損傷するとこの現象は出現する。私たちは水が飲みたくなったらコップへ手を伸ばし、掴み、自分の口へと近づける。喉の渇きを癒すこの行為が終われば、また元の位置へとコップを持っていき、そこでコップから手を放す。この行為のなかにいかに多くの現象が含まれ高度に処理されているのか、行為の再獲得を目指すリハビリテーションに関わる人なら嫌でも実感することであろう。私もその一人であるが、ある二人の患者さんに出会い、さらなる困難と向き合うこととなる。運動麻痺のように、動かしても思うように動かなかったり、まったく力が入らない、また力が入り過ぎ原始的な動きが出現するなどとは異なり、動かそうと思っていないのに勝手に動いてしまう。時には高度に処理された正確なリーチングが出現することもある。この「勝手に」という差の幅は非常に大きく、それによって患者さんへの影響にも幅がある。また、足関節の内反やクロートゥーなどの下肢に出現する意図と反した現象や、手指を中心に出現する屈曲反射とも異なる。さらに意識経験も当然異なり、上肢が勝手に動いてしまうことの精神的影響は計り知れない。患者さんのなかでは何が起きているのだろう。何を感じ、何を考えているのか、セラピストは何を考えていかなければならないのだろう。

私が初めてその患者さんと出会ったのは、回復期の病院に転院してきた当日に移乗やトイレなどの評価を行いに来室した時であった。事前の情報から、右片麻痺であることは知っており、左半球損傷で出現しうる現象は頭に入れながら患者さんに会いに行った。通常の回復期では、病棟での生活の介助レベルを決定するため、入院当日に介入することが多い。ただし、転院の疲労度などを考慮し初日の運動療法の実施は控えていた。だから詳細な評価ではなく「印象」にとどまる。

来室するとベッド上で長座位の状態で座っており「初めまして。今後リハビリテーションを行っていく担当の理学療法士の唐沢と申します」と私が挨拶をすると、「よろしくお願いします」と丁寧に挨拶をしていただけた。礼節が保たれており、笑顔で迎えてくれたことが非常に印象的だったことを今でも覚えている。しかし、話し方に特徴があり、しゃべりにくそうだったこともよく覚えている。ベッド柵を外し、ベッド上で端座位になってもらう際、右下肢を両上肢で持ちベッドから降ろした。さらに、下肢を持っていた右手を左手で「はがすように」行っていた。「何だろう」と不思議に感じたのだが、これは次の動作でより深まる。ベッドから車椅子へ移乗してもらおうと思い、「一人で移れますか?」と尋ねると、「大丈夫です」と言った。そして、右上肢にてベッド柵を把持して移乗を開始したのだが、ベッド柵を掴んだまま離せないのである。立位の状態で左上肢にて右上肢をベッド柵から離そうとしたのだが、非常に立位が不安定であり危ない。「とりあえず車椅子に座ってください」と伝えるも、両上肢の行為に集中しており、なかなか聞いてくれない。やや強引に車椅子に座らせ、ベッド柵から手を放すことを手伝ったのだが、このベッド柵を離せないでいる当本人は笑顔で「ダメだわ。ダメだわ」と言っていた。これは当然のごとくトイレの柵でも出現し患者さんのADLを非常に低下させていた。一連の確認が終了し、明日からリハビリテーションを行っていくことを伝えると笑顔で「よろしくお願いいたします」と言ってくれた。私は少し興奮しながら本を開いた。

これは把握現象や病的把握と呼ばれている症候である。本来、脳卒中では手指の麻痺の程度が重度であることが多く、原始的な屈曲反射のような低次の現象はみられるものの、この患者さんのような意図しないリーチングを含む把握現象は隠れていることが多い。だから実際は把握現象の出現頻度は見た目以上に多いことが予想されるものの、臨床ではあまり出会わないというのが私の印象である。この現象に対する訓練では、振動刺激を用いた訓練方法などさまざまな訓練方法が報告されており、有効であった報告もされているがまだ少数である。

◉把握現象

少し把握現象に関する歴史と分類に触れておく。本現象は、強制把握－forced grasping（forced groping）－とも把握反射－grasp reflex－とも磁性失行－magnetic apraxia－とも呼ばれており、その歴史は一世紀前まで遡る。現在に至るまでさまざまな研究が行われてきたが、そのなかでSayffarthとDenny Brownらは本現象に関し、把握反射と本能的把握反射（instinctive grasp reaction）に分類した。把握反射は手掌面に触れた物を把握するという症候であり、触覚および深部固有感覚の刺激により常同的に誘発される。本能性把握反応は把握反射とは異なり、手掌のいずれかの部位を触れると、その刺激に合わせて手を適切な位置に動かしながら把握するという非常同的な症候である。本現象はさらに、磁性反応と、視覚性探索反応など複数の反応に分かれている。磁性反応とは、刺激物を引き抜こうとすると、その方向に接触を保持しようとしながら追跡する反応である。視覚性探索反応は眼前に提示された物品の動きを追跡しながら把握する反応である。

把握反射は反対側の前頭葉の内側面の病変で生じ、局在価値が高いと言われている。そのため、道具の強迫的使用などの前頭葉の病変に起因すると考えられている現象との関係性が報告されることが多い。現象を報告したSayffarthとDenny Brownらは本能性把握反応の責任病巣としてブロードマン8、24を挙げた。その後、補足運動野を本能性把握反応で重要視する報告や、対側の補足運動野の障害、本能性把握反応は対側の前部帯状回の障害と、それぞれ関係しているという報告などがある。他の症候と比較し、責任病巣や症候の分類などのばらつきが無く割と解釈しやすい現象と言える。

把握反射と本能性把握反応の関係性に関してはどうなのだろうか。森は「本能性把握反応は必ず把握反射を伴う」としており、本能性把握反応の方が発達の観点から考え、把握反射より高次の障害であるためであるが、これは把握現象が一側性前頭葉損傷に伴って出現している場合のみである。また、把握現象は抑制性の障害であると考えられている。

私の担当した患者さんに話を戻そう。運動・感覚麻痺共に軽度であり、分離した運動も行うことができた。どちらかというと下肢の運動麻痺の方が上肢と比較し重度であり、歩行困難であった。しゃべりにくさに関しては失語症だけではなく発語失行による影響もあった。では把握現象に関してはどうなのだろうか。握手をすると離せない、輪投げを握ると離せない、視覚で捉えたものを無意識に掴みにいってしまう、両手でタオルを畳んでもらうと右上肢の使用頻度が非常に低いなどさまざまな現象がみられていた。これらの現象にそれぞれ名称があり、臨床上分類していくことはできるが訓練を行うために理解するとなると非常に難しい。この理解するという行為は、病態を把握するという意味ではなく、これらの現象により目の前の患者さんに何が起きているのかを理解するということである。そのためにはやはり、患者さんの一人称の世界を聞いていく必要がある。

最初に聞いたことは、やはり「離せない」ということに関してであった。これは把握現象と呼ばれている現象である。

「いつ頃から掴んだものが離せなくなりましたか?」と聞くと、

「よく覚えていないのですが、たぶん最初からです」と答えた。つまり、この患者さんは発症してから「離す」という経験を右手でできなかったのである。さらに、「離そう離そうとするとどんどん離せなくなります。そもそも離し方がわかりません」とも言っていた。離し方がわからない、これを理解するにはどうすればよいのか。左側では発症前と同様に掴んで離すことが今でもできているのに…

次に聞いたことは、視覚で捉えたものを無意識でリーチングし把持する現象、いわゆる視覚性探索反応に関してである。

「先ほど、突然右手で輪投げを非常に上手く握っていましたね。あれは自分で握ろうとして行ったのですか？」

「全然うまくないです。手が勝手に動いてしまうんです」と笑い、左上肢で右上肢をテーブルに押さえつけながら答えた。この「勝手に動いてしまう」という意識経験が訓練上重要となってくる。要するに患者さんの意図や意識をどのように理解し、訓練に導入していくかである。

次に聞いたことは、タオルを畳んだ際の右上肢の使用頻度の低さである。

「タオルを両手で畳んだ時、ほとんどを左手で行っていましたね？」

「そうでしたか？　でも右手は言うことを聞かないから無意識で使っていないのかもしれませんね」と。

この後、意識的に右手を使用してタオルを畳んでもらったのだが、畳むことができず途中で諦めてしまった。

把握現象を中心とした現象が出現することにより、患者さんは右上肢の使用頻度を無意識に下げている。つまり、右上肢を抑制し左上肢で行為を遂行するプログラムが組まれている。離すことができない、また勝手に掴みにいってしまうという経験が行為を変質させていた可能性が高い。

◉握手したら離せない…

ここでもう一人の患者さんを紹介したい。この方は、発症から一年経過した時点での介入となったのだが、把握現象と失行が出現していた。画像所見からは、前頭葉の内側を中心とした出血であり、主に補足運動野や運動前野の損傷が著明であった。しかし運動・感覚共に著明な麻痺はみられず、いわゆる上肢での行為を中心とした動きのぎこちなさと病的把握現象がみられていた。発語失行も伴っており、行為の障害との関係性が示唆される。この患者さんは、ご家族の話によると握手した後に離せないことや入浴時などにおいて手すりを離せないことなどがあり、それがＡＤＬを阻害していた。また、リハビリテーション中もみられていたのだが、右手を左手で引き離すような現象や左上肢で右上肢を動かすなどの現象もみられており、一人目の患者さんと共通している。この非障害側での補助動作は病的把握現象で出現するものであると考えられ、離せない・勝手に動く・思いどおりに動かすことができないということを反対側の上肢にて抑制や促進し補っていると考えられる。これらから、右上肢での行為は右側のみで完結させるプログラムを作成させる必要があり、そのためには病的把握現象の改善が必須であると考えられる。この現象は右上肢の主体感の低下が伴っていると考えられるのだが、他人の手兆候のような反対側の手が勝手に動いたり、邪魔するなどの現象とは異なり、右上肢が「フリーズする」ような状態になる現象がみられる。「離せない」「思いどおりに動かない」などの意識経験から左上肢の右上肢に対する動きや右上肢しか使用しない訓練時に考慮していく必要がある。

また、本症例で特徴的であるのが視覚の関係性である。病的把握反応である視覚性探索反応のように視覚がキューになることもあるのだが、本症例では視覚を遮断するとさらに磁性反応が強まる。これは本人も自覚できるのだが、右上肢の制御に視覚が代償的に働いている可能性が高い。しかしこれは、さらに複雑な様相をみせる。失行の検査時に、上肢を他動的に動かし動いている関節を左手に指さしにて回答をさせた際、視覚を遮断した方が回答率が良かった。つまり本症例では、病的把握反応では視覚が代償的に働き、失行では視覚は体性感覚情報の選択に邪魔になっているのである。視覚と体性感覚との関係性が崩れているのだろうか…

◉訓練へ

以上の二名の症例から、次のような仮説を構築した。

①発症から現在までの経験から、「上手く動かない」「離せない」などのイメージが先行的に運動イメージを変質させている可能性がある。したがって、実際に運動を行うことや感覚情報を使用する以前に、イメージを使用した訓練が有効なのではないか。

②両手動作や全身動作時など、注意もしくは情報処理負荷が増大すると把握反応が増強するため、低負荷から訓練を実施する必要がある。

③実行為を常に想定する必要があるため、閉眼・開眼両方の訓練を実施していく必要があり、感覚モダリティに注意をさせる時と実際に運動を行う時を想定し視覚を使用するなど、各訓練ごとに分けて行う必要がある。

④途中でフリーズするなどの現象がみられるため、訓練（行為）の開始と終了を明確に定め、提示することが重要となる。

⑤失行を合併しているため、考慮していく必要がある。

以上を訓練を構築し実施していく際に重要視した。

実際に実施した訓練に関してであるが、一人目と二人目で介入した時期が異なることや、一人目は歩行中心で介入したことなどから内容がまったく異なるため、二人目を中心に少し紹介させていただく。

◉訓練の段階づけ

二人目の症例は非常に難解であるが、一つずつ整理しながら訓練を実施していった。まず、手掌での接触面積や圧、素材の識別を実施していった。同時に、手指での物の識別など手指への訓練を実施し「把握」の行為の洗練化を目指した。すると変化はすぐにみられた。最初は日常生活での握手の変化である。訓練を三回実施した時点で今まで左手で引きはがすように離していたのが、指を伸展し離すことができるようになったのである。変化は続く。手指の動きはスムーズになり、母指の内転を伴う磁性反応も抑制できるようになり、手すりなどを離すのもスムーズになってきた。つまり、手掌への刺激を予期することができ、細分化が進んだと考えられる。しかし、注意的な負荷を増加させたり、環境の変化に伴い病的把握反応が出現するなどがみられていた。これに関しては、徐々に訓練での注意負荷を増加した。つまり、両手での行為や道具の操作、複雑な過程を伴う行為の要求など多くの情報処理を要求したのである。これが効を奏したのか徐々に注意の容量は増加し、現在ではほぼ病的把握反応はみられなくなっている。現在は失行への介入を中心に実施しており、行為の時の体幹などまだまだ課題は多いが確実に変化がみられてきている。

◉これから

病的把握反応を臨床でみる機会は意外と多い。しかし、運動麻痺により隠れ発見されることは少ないのかもしれない。もし握って離せず困っている患者さんと出会った時は、この本を思い出してほしい…。改善した人はいるのだと諦めず立ち向かっていただきたい。■

失行
なぜ物まねができないのか

人が何かを覚えたりやり方を学習する方法にはいくつかの方法がある。そのうち最も原始的であり有用な方法が模倣である。人が行っているのを見て自分も同じことを実際にやってみるという、人間の発達過程としてもよく知られているこの行為は、リハビリテーションにおいても非常に高頻度で使用されている。セラピストが実際に行って見せてから、患者さんにまねさせる。学生の頃もよく、車椅子とベッド間の移乗において一度デモンストレーションを行って見せてから行うようにと教えられたものである。つまり、模倣は最も簡易的であり、かつ精度の高い学習となりうるのである。一九九〇年初頭にRizzolattiたちによってミラーニューロンが発見された。模倣を考える時、このミラーニューロンを外すわけにはいかない。このミラーニューロンは、自分がある行為をしている時も、他者がその行為をしているのを見ているだけの時も、同じように活性化する脳の神経細胞である。このミラーニューロンの発見は非常に多くの学問に衝撃を与え、ミラーニューロンの存在意義に関して未だ議論は続いている。話しを戻そう。模倣を行う際、人の行為を観察した際にこのミラーニューロンが発火するのだが、実際に動いている時と同様の神経のため、運動を抑制する機構があると考えられている。この機構の破綻は、相手の身振り手振りや言っていることをそのまま繰り返してしまうような現象がみられるとされている。では、この模倣自体が障害される現象はみられるのだろうか。答えはイエスである。主に優位半球損傷により出現する、「失行（apraxia）」

に模倣障害が存在する。この検査には、認知神経リハビリテーションで主に使用しているDe Renziの模倣検査があり、対面座位で行われるこの検査は、セラピストが行った動きを模倣する単純な検査であるが、非常に精密な検査となっている。たとえば、有意味動作と無意味動作、上肢全体と手部に重きを置いた動作などと細かく分類されている。模倣を行った際にエラーが生じると言っても非常にさまざまなエラーが存在しており、それを見極めていく必要がある。日常生活において、模倣ができないということがどのような影響を与えるのか、ここが非常に重要なのではないだろうか。ミラーニューロンの観点から考えれば、人の表情を読み取ることが難しい、協調性が失われるなど社会性の部分が大きい。模倣という観点から考えると、リハビリテーションにおいて訓練を非常に工夫していく必要が出てくる。この模倣が行えない原因をいくつかの視点から考えていきたい。

◉人の動きがどのように見えているのか

人が模倣を行う際に必ず必要なのが視覚による動きの解読である。これは、私たちセラピストが行う動作分析に近く、模倣する意図が最初からあると仮定すると、「今目の前で行われている行為を自分が行うのであれば、どのように動き、どのような感じがするのか」が必要になる。このなかにはさまざまな要素が考えられ、それらが模倣の構成要素である。もちろんミラーニューロンが重要な役割を持っているのは確かなのだが、その他にもシステムが存在する。あるケースをもとに考えていきたい。

◉視覚による動きの解読

私が担当した人のなかで模倣が行えない人は数え切れないほどいた。非常に不思議であり、それは非麻痺側での模倣まで不可能にしていた。実際、非麻痺側で模倣が行えていないにもかかわらず「こっちは利き手じゃないからね」と言ったり、「こっちは問題ないよ」とまったく気づいていない人もいた。さらに、その評価風景を撮影して本人に見せたとしても「ちゃんとまねできてるね」と…。なぜ気づけないのか。なぜ非麻痺側においても模倣ができないのか。さまざまな疑問が浮かんでいた。失行症には片側性と両側性が存在しているものの、両側性と出会うことがほとんどであった。もちろん、麻痺側上肢での模倣が困難であり、非麻痺側での模倣での検査が中心となっていたことも関係しているかもしれない。

では、なぜ模倣ができないのか。これにはいくつか原因がある。失語症がごく軽度であった患者さんを治療していた時に、その方が一つの原因を示してくれた。非常に流暢に会話が可能な方であったのだが、私の動きを言語で説明してもらう課題を行っている時であった。

対面座位にて私が膝関節を伸展する。患者さんは「つま先が動いた」と言う。

続いて、足関節を背屈する。患者さんはまたしても「つま先が上がった」と言う。

ここで私は「両方ともつま先と答えましたが、同じ動きでしたか?」と聞く。すると患者さんは「違います」と答える。

しかし具体的に「何が違うのか」は答えられない。何かが違うけどそれが何かはわからないということなのである。

さらに私は「動いている関節は一緒ですか」と聞く。患者さんは「関節?」と聞いてくる。私は「足にある関節の名前はわかりますか」と聞くと「腿と膝とくるぶし…」と答えた。だいたいの場所は合っていたのだが、正しい名称を教え、先ほどの膝関節を足関節の動きに戻る。

私「ではこの動き(膝伸展)はどこが動いていますか?」

患者さん「膝…」

私「ではこれは（足関節背屈）どこですか？」
患者さん「足首…」
私「動いている関節は一緒でしたか？」
患者さん「違います」
これほどの手順を踏まなければ患者さんは気づくことができないのである。動いている関節が違うのだということに。他の失行症の症例においては、会話はまったく問題が無いにもかかわらず、関節の名称を含む身体部位の名称のみが答えられないこともあった。この症例においてもやはり、視覚情報から目の前で生じている運動を明確に説明することはできなかった。これは、視覚から運動を想起できないことが関係している。つまりミラーニューロンが絡んでいる。しかし、この症例において、言語では説明できない原因はまだいくとおりも存在しているため、さらに細かくみていく必要がある。
本症例のなかで考えられる原因は以下の四つである。
①視覚情報が正確に認識できていない
②視覚情報を言語に変換することができない
③言語に変換できても発話することができない
④視覚情報を体性感覚に変換することができない
これらすべてを細かく検証することは難しいが、それぞれに特異的に問題が生じることがある。これらにおいていくつか原因は考えられるのであるが、ここでは私が経験した症例をもとに一つずつ見ていく。

①視覚情報が正確に認識できていない

これは視力による問題ではなく、見えているがその解釈が正しく行えない、もしくは見ている部分が正しくないということが基準となる。この場合の検査は「間違い探し」である。一般的に行われる間違い探しのようなものではなく、人がある格好をした写真を使用する。つまり、ある関節の角度や運動した方向が異なる二枚を使用することで視覚情報を正確に認識できているのかどうかを問うことから始める。患者さんには「この二枚の写真は一緒ですか」と問うのであるが、ここで間違う患者さんはそう多くはない。次に、写真ではなく実際にセラピストがとって見せた姿勢を比較し回答を求める。最後に運動である。二つの運動が一緒かどうかを問うていく。ここからエラーが生じることが多い。これらの検査では、同時に二人で行うか一人で二つの姿勢を行うかで、対象者に記憶の保持を求めるための難易度が変わってくる。もしここでエラーが生じた場合、視覚での「解読」自体に問題が生じているため「入り口の障害」と言える。

私が経験した症例において、写真同士のエラーは無いが関節運動が生じるとエラーが生じる症例がいた。本症例は関節運動と身体部位の移動の関係性が認識できず、視覚同士での比較が困難であった。これに対し、ボールペンをテーブルの上に垂直に立てて、ボールペンとテーブルの接点を軸にしてメトロノームの針のように横に動かした。それを関節に見立て、実際に動いている場所と移動している場所の違いを教え、これが関節運動のルールであることを示した。すると関節運動が異なることに気づくことができた。この改善を説明するには、関節運動の「概念の喪失」、もしくは「選択的注意の障害」のいずれかを考える必要がある。概念の喪失はその名のとおりであり、運動表象の障害だと考えられる。選択的注意の障害に関しては後ほど詳しく述べる。

②視覚情報を言語に変換することができない

先ほどまでに述べてきた視覚のみのエラーに加え言語処理が必要となるため、エラーがやや複雑になる。視覚で解読した情報を言語にて説明してもらう作業となる。視覚から言語へと情報変換が必要となり失語症との関係性がここからみられてくる。具体的には、視覚同士の時と同様であるが、人の姿勢が写っている写真を説明してもらう。ここにできるだけ関節の情報を入れさせるのがよいが、対象者のレベルにより変えていく必要がある。図1のような写真では、「右肩が90度開いて肩と手が同じ高さにあり、掌が下を向いている」のように説明を求める。これができるようになれば次は実際に人の姿勢を観察していく。次がいよいよ動作の観察の言語化である。これは「どこの関節が動いていますか」という質問が基本となるが、もしわからない場合は「どこから動いていますか」という質問へ変換するとわかりやすいことが多い。私が今まで経験した症例においては、やはり肩関節と股関節の動きの説明が困難なケースが多い。これは、肩と股関節が実際に「動いているところ」を視覚で確認することが難しいことが非常に関係していると考えられ、特に内・外旋の動きは認識もしにくいことから非常に難易度が高い。しかしこの動いている関節の部位が認識可能となると動きがスムーズになるケースは多く、行為との関係は深い。

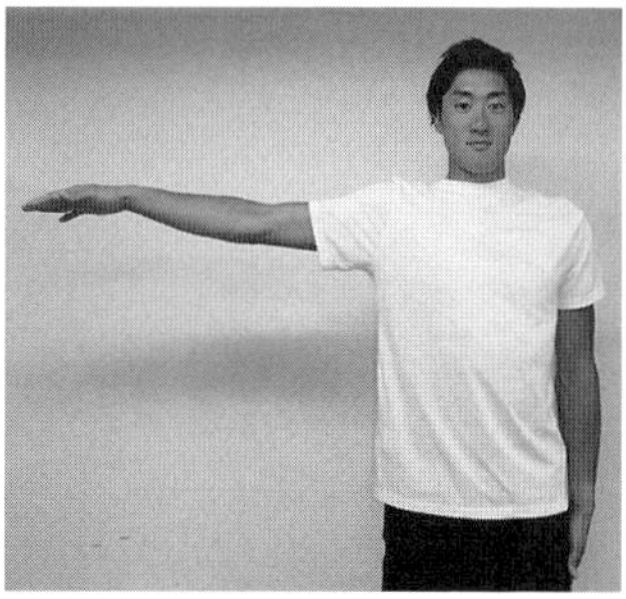

図1　右肩関節外転の写真

③言語に変換できても発話することができない

このケースは失語症によるものである。しかし、一概に失語症により解読ができていないとは言い難いため他の原因に関しても十分に精査していく必要があり、注意が必要である。

④視覚情報を体性感覚に変換することができない

このケースは異種感覚（情報）統合の障害が考えられる。実際に視覚にて捉えた動きは、先述したとおりミラーニューロンシステムを中心に自分があたかも「動いているかのような」感じがしている、つまり体性感覚へと変換されているのである。これは視覚で捉えた動きを「自分が同じ動きをしたらどのような感じがするのだろうか」、これには「どこの関節がどの方向にどれくらいの速度でどれくらいの距離を動いたか」が内在していると考えられ、これが模倣の軸をなしている。

先ほどのように対面座位にて膝関節の伸展、足関節の背屈などを見せた後に模倣をしてもらう。この時に、どの関節にエラーが生じやすいのか、どの運動方向にエラーが生じるのかを観察する。多くの患者さんの場合、股関節の運動にエラーが生じやすく、股関節の屈曲に膝関節の屈曲が加わったり、内・外旋と内・外転が混同したりする。足関節にエラーが生じる場合も多くは無いが存在し、底背屈を逆向きに捉える。大きく分けるとこの三つになる。これらは症例により詳細に検査する必要があり、失語症との関係性も常に考えなければならない。言語と行為の関係性は非常に深く簡単には語れないが重要であり、訓練をしていくうえで常に頭の片隅においておくことが必要となる。

◉自分の動きをどう感じているのか

ここまでは視覚情報をもとにした模倣であったが、体性感覚情報をもとにした模倣も考えていく必要がある。そこで視覚と同様に症例から考えていく。

◉体性感覚の解読

では次に、体性感覚を考えていきたい。視覚情報から入力された感覚情報から運動を遂行する時にエラーが生じるように、体性感覚情報から運動を遂行する際にもエラーが生じるケースがある。視覚情報のエラーと混在することが多いが、一度視覚より体性感覚におけるエラーの方が重傷であった症例を経験したので、まずはそのケースを紹介する。

この患者さんは頭頂葉へかけて非常に大きな出血を呈した人であり、回復期で担当した。視覚においても失行症の症状はみられていたが、それ以上に体性感覚情報でのエラーが重傷であった。この場合、視覚ほどには複雑ではないが以下のような症状がみられる。

椅座位にて症例の右側に座り、肩関節中間位、肘関節90度屈曲、前腕・手関節中間位にて上肢を保持する。そこで「今から私が右側の手を動かしますので、どこの関節が動いたか教えてください」と問い、単関節を動かしていく。すると回答できなかった。感覚障害を疑ったが、反対側の手でポインティングしてもらうと関節をポインティングすることはできなかったが（肩関節の外転であれば肘をポインティングし移動している箇所を指す）、動いている箇所はわかっているし、動き始めと終わりもわかっている。しかし、どの関節が動いているかがわからないのである。さらに、閉眼にて動かした後、麻痺側の指示した指を反対側の手で正確に触れることもできた。つまり、感覚障害ではないのである。そこで、麻痺側上肢の動きを反対側の上肢で模倣してもらうことにした。

その際に、以下の点に注意し模倣を行ってもらった。

①動いた関節
②動いた方向
③動いた距離
④動いた速度

これらを正確に模倣することを求めたのだが、難易度調節からまずは単関節から開始した。最初は肘の屈曲であるが、手関節の掌屈が加わった。次に肩関節の屈曲では肘関節の屈曲が加わった。このように、単関節であるにもかかわらず動いていない関節も同時に動かしてしまうのである。これは錯行為のなかの一つであり、再現性があることが多く、このケースにおいても一つの単関節の動きに対して同じエラーがみられた。これは下肢でも同様であり、股関節の屈曲に関しては膝関節の屈曲と足関節の背屈が加わっていた。この現象にどの関節が動いているのかという同定が行えないことが深く関わっている可能性が高い。しかし、視覚情報と同様にここでどこにエラーだ生じているかを確定することは難しいため、考え得る原因を挙げていく。

①体性感覚の鈍麻
②体性感覚情報から関節を同定する過程での障害
③同定できているが言語化できない
④同定できているが、運動への変換が困難
⑤変換も行えているが運動発現時にエラーが生じる

以上の五つが考えられる。①に関しては失行症によるものではなく、③に関しても視覚情報にて説明済みであるため、その他の項目に関して考えていく。

②体性感覚情報から関節を同定する過程での障害

これに関しては視覚でも同様の内容を説明したが、視覚での選択的注意と体性感覚における選択的注意では性質が異なるため、体性感覚における選択的注意に関して考えていく。また、関節の概念に関しては共通しているため割愛する。体性感覚情報が入力された時、注意を資源とした感覚の処理が行われる。この資源としての注意が適切な時に適切な場所で使用されない場合、感覚情報を適切に処理し認識することができない。しかし、これは失行症に特異的な現象では無いために他の原因を考える必要がある。ここで、運動表象の概念が重要となる。体性感覚情報が入力された際に、触覚であれば「身体のどこに触れたか」という認識をするが、運動覚を中心とした関節覚であれば「どの関節が動いたのか」に加え、「方向」「距離」「速度」の情報が同時に処理される。たとえば肘関節を屈曲した時にこれらの情報が統合され、「手が体に近づいた」という認識を導き出す。これは運動表象と比較され、その結果運動の認識に繋がるのではないだろうか。この障害が運動を認識することを困難とさせており、この原因に選択的注意障害も深く関わってくるのではないだろうか。ここはあくまで仮説になるが、症例において言語的に方向や速度などの要素を一つずつ聞いていくと、これらの情報に関しては認識できていることが多いなかで、統合し意味づけをする段階で障害が生じて運動表象が立ち上がらないケースが見受けられる。このケースでは、他動的に動かされたのがどの関節なのかを聞くことが重要な検査となる。別法としてポインティングする方法もあり、失語症の程度により使い分ける必要がある。もしこの段階でエラーが生じた場合、体性感覚の解読に何かしらの障害がある可能性が高い。

④同定できているが、運動への変換が困難

以上のことから考えると、感覚情報を運動へ変換するためにはなかなか高度な処理が必要になると考えられる。このさまざまな情報が統合されて完成した情報は頭頂葉から前頭葉へと送られ、運動発現に関わる。この段階での障害が考えられるのではないか。模倣するために得た感覚情報を運動へ変換する際に、ただ知覚するとは異なるシステムが働くことは間違いない。このシステムが破たんすると、模倣を困難にさせる可能性がある。これについては明確な症例はいないのだが、可能性があると考えている。もし検査を実施するのであれば、③と同様の検査を実施し、関節や運動に関する要素を同定できるのだが、模倣ができないという結果になるであろうか。しかし、ここには⑤との鑑別をする方法が明確では無いため、双方の可能性を考えながら訓練をしていく必要がある。

⑤変換も行えているが運動発現時にエラーが生じる

このケースに関しては「模倣の出口の障害」と言える。視覚からここまでの検査をすべて行ってくると、この障害に行きつく。つまり解読にはエラーが生じないにもかかわらず、産生する段階になると明確なエラーが生じるのである。④でも述べたとおり、解読から産生へ移行していく段階で明確にどこでエラーが生じるのかはわからないのだが、産生においてエラーが生じることは間違いない。たとえば、感覚はまったく正常であり、どの関節が…と

いったような要素もすべて認識できているにもかかわらず、いざ動かそうとすると間違えるということである。このエラーに関しては気づいているケースとそうでないケース両方が存在しているが、その違いは明確ではない。

◉訓練への道標

このように、外部から観察した時には模倣が困難であるという現象であっても、これだけの可能性が考えられ、この他にもおそらく存在しているものがある。失行症は分類が未だはっきりしておらず、メカニズムもさまざまな説が存在している。そのようななかで重要なことは、それらに捉われず訓練を実施していくために必要な情報をいかにしてカテゴリー分けしていくかではないだろうか。その例として私が臨床でどう考えているかを示すことが、一人でも多くのセラピストの助けになれば嬉しい。

では訓練である。このようなエラー自体に介入を行ってもよいのだが、失行症は日常生活では支障が無いことが多く、対象者が目的をもって訓練に臨めるかどうかが非常に難しいことが多い。つまり訓練効果が非常に自覚しにくく対象者の行為へ般化させることが難しいのである。だから、実際の行為と患者さんの自覚に差異のある行為(見た目では明らかにやりにくそうなのに問題ないということなど)を見極める作業が必要となる。ただし、失行症の場合では見た目では運動麻痺が非常に重度であるように一見みえることが多く、「本当はもっと動ける」というケースが少なくない。だから、実際に動かせない状態から開始するために、運動イメージや非麻痺側においての運動イメージを有効に使用していく必要がある。しかし非常にこれが難しい。なぜなら失語症との合併が割合として多いためである。イメージを鮮明にしていく段階では言語教示が必要となり、失語症においてはこれが困難となることが多い。そのため、可能な限り言語処理を必要としない訓練から開始していく必要がある。それは視覚から体性感覚のように異種感覚への変換を求めるのではなく、体性感覚同士のように同種のモダリティを変換する訓練から開始するということである。また、回答方法も言語ではなく、選択肢のなかから選ぶというような方法を選択していく必要がある。私が担当した症例で、失行症の訓練から言語の改善がみられた例を経験したことがあるため、最後に紹介する。

●言語と体性感覚の関係による訓練の可能性

このケースは、発症から二年経過しており、脳画像が無かったためはっきりしたことは言えないが、左の脳梗塞を発症し、右上下肢の重度の運動麻痺と失語症を呈していた。介入当初から失行症であることは本人とご家族には伝えてあり、模倣が困難であった。失語症に関しては、理解は良いが発語しようとすると詰まってしまうような症状であり、一度は全失語と言われたこともあったとのことであった。失行症も重度であり、ハサミで髪を切る動作や櫛で髪をとかす動作を行ってもらうとBPO（the use of "body parts as object" ＝身体を道具に見立てて模倣する身体物体化現象）がみられたり、視覚での模倣も体性感覚の模倣も困難であった。感覚障害もみられており、非常に重度な印象にもかかわらず、T字杖にて歩行は可能であった。そこで、感覚障害の原因を探るためにも、表面素材を識別させる訓練から開始した。すると識別できる時とできない時があることに気づいた。さらに驚くべきことが起きたのだが、表面素材がどのような感じがするかをオノマトペにて回答を求めてみた時、ザラザラやサラサラ、つるつるなどの言語が聞かれ始めた。すると言語の改善が著明に確認され始め、ご家族も驚かれていた。これは、体性感覚情報を言語化することが本症例においては非常に重要であったことが考えられ、それが言語を発することにも関係していたということではないだろうか。この時から訓練の幅が非常に広がり、関節を他動的に動かした際に関節の定位を求めると、以前はまったく言語で回答できなかったのだが、徐々に関節の名称で回答ができるようになった。これは、歩行へと転移がみられ前傾位にて歩行していた姿勢が股関節の識別の訓練を実施した後から、正中位で体幹を保持し歩行可能となったことで歩行スピードの向上もみられてきたのである。この股関節の訓練は視覚にて前傾位と正中位の識別（図2）、これが股関節にて生じていることを認識することを行った。このように、言語はさまざまな因子と関係しており、言語と行為との関係性は訓練を実施していくうえで非常に重要な因子となることをこのケースから学ぶことができた。

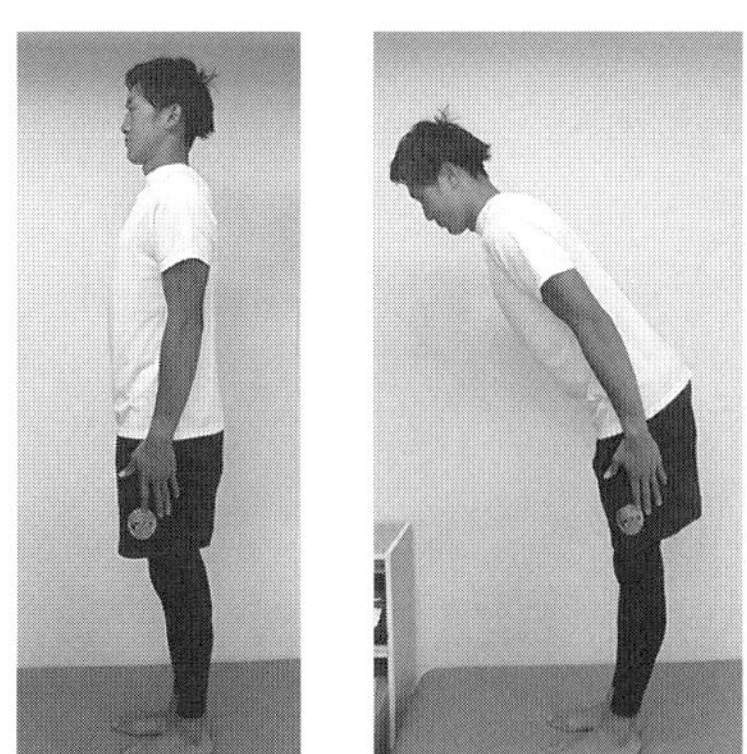
図2　体幹の正中位の訓練に使用した写真

◉左半球損傷における行為の観察

左半球損傷では、失語症と同じくらい重要な失行症が生じる。この現象は、セラピストが「違和感」を持つことが非常に重要となる。行為を遂行している際に、何かぎこちない、運動麻痺と行為の洗練度合いが釣り合っていないなどの違和感から観察が始まるのだ。もちろん左半球損傷の患者さんに対してルーティン的に失行症の評価を実施することも重要であるが、やはりセラピストによる志向性が常にそこに向いているかが前提として必要なのだ。

確かに失行症は難解であり、訓練の組織化も非常に難しいが私たちセラピストが向き合わなければ患者さんは一生このぎこちなさと付き合っていかなければならない。スムーズな動きの謎は深いが、患者さんが目指す限り、私は諦めない。■

ぎこちない動き

単関節では動かせるのに

◉行為という複雑性

肘を曲げてみる。手が自分の顔に近づき大きくなってくる。肩を曲げてみる。上肢全体が前方から上へあがっていくのが見える。たとえば脳損傷により運動麻痺が生じると、これら一つ一つが行えなくなることがある。肩を曲げようとすると肩甲骨が挙上し、肘を曲げようとすると肩関節が外転してくる。時にはまったく力が入らず、運動自体が生じない場合もある。これらを理解することはそこまで難しくない。では、これら一つ一つの関節を動かすことはできるとしても、行為レベルになるとそれらの関節を目的的に動かすことができないとしたら…。何が原因だと考えるのか。さらに、こちらの指示によってできる場合とできない場合が存在したとしたら…

肘を曲げてと指示することと、手を顔に近づけてくださいは同じ動作を求めている。腿を挙げてくださいと股関節を曲げてくださいも同じ動作を求めている。しかし、脳のなかで処理されている情報は一緒なのであろうか。少し複雑にしていくと、肘を前に突き出してという指示と、肩と肘を同時に曲げてという指示も同じであるが、動かさなければならない関節は増えてくる。この複雑性は行為に近づけば近づくほど増加していき、動かさなければならない関節、注意しなければならない事柄、処理しなければならない知覚情報は無限に複雑化していくのである。

私たちはこれらのことをいとも簡単にやってみせており、称賛の声しか出ないほどである。

リハビリテーションにおいて、目をみはりたくなるほどの複雑さを持っている行為を獲得させることが目的となるからには、この点からは目を背けることはできない。このことを思い知らされる現象が失行症である。模倣に関してはすでに前の章で話しているため割愛するが、失行症の複雑性はまだまだある。そのうちの一つを考えていきたい。

それは、行為の構築の困難性である。先述したように単関節レベルでは問題なく動かせるのであるが、歩行のような行為レベルになるとその関節を省略するかのように動き始める。しかし、本人はこの矛盾に気づけないことが多く、私がその点を指摘してもあまり興味がなさそうな振る舞いを見せるのだ。さらに、自分は障害が重いと訴えてくる患者さんさえおり、麻痺が重度であるから上手く歩けないと主張してくるのだ。単関節レベルでは非麻痺側と変わらないほどスムーズに動かすことができるのに。この現象をどう捉えるべきなのか。話しが少し複雑になるが説明していきたい。

●シミュレーションとプログラム

人が行為を行う際、実運動の前にイメージ（シミュレーション）が先行して行われることは周知のとおりである。これは筋収縮を発現させる脳領域の活動より前に、高次運動野という領域の発火が発見されたことから始まった理論である。この高次運動野では、運動のプログラミングを中心にさまざまなことが行われるとされており、頭頂葉への遠心性コピーもそのうちの一つである。自らの行う行為の予測の情報が送られ、実際の運動の結果との照合を行うためとされている。つまり、運動を行う前から、「身体がどう動きどのような感覚がフィードバックされるか」というところまで予測ができているのである。しかしこれは健常者においてであり、脳卒中患者がこのように正確に予測を立てられるかどうかはわからない。

この行為のシミュレーションは、実運動前に無意識的に行われるものとは性質が異なるが、いくつかの方法で類似した意識経験をすることができる。一つは、ミラーニューロンによる視覚的な情報から構築されるシミュレーションである。しかしこれは、「今から行うことをこれからあなたにも行ってもらいますのでよく見ててください」という状況をつくりだすことが前提であり、自分が行うためにはどうすればよいかをシミュレーションする。これは模倣において非常に重要なファクターとして考えた。もう一つのシミュレーションの方法は、記憶からの再生である。以前行った経験のある行為を想起すること自体がシミュレーションとなりうる。これに関しても意図性が重要となり、何のために記憶から再生するのかによってイメージの鮮明度が変化する。たとえば、「今日の朝は一人でベッドから起き上がりましたか?」という質問と、「今日の朝、右と左どちらに起き上がりましたか?」という質問、さらに「その時に手は使いましたか?」という三種類の質問のなかで、再生しなければならない情報が異なるため鮮明度が変化してくる。つまり、質問・指示した側の意図によって再生されるものが左右されてくる。これに関しては、ワーキングメモリーの容量が重要となるため、患者さんに対して質問する際は注意が必要である。

では、単関節レベルでは動かせるが行為レベルでは困難な人に対してこのシミュレーションを行わせるとどうなるのか。一人の患者さんから考えていく。この患者さんは発症から約七年経過した症例であり、歩行改善を目的に介入していた。最初に歩行をみた時は、足関節の下垂、膝関節の運動の無さなどが観察でき、運動麻痺の程度が歩行に影響していると考えた。しかし、実際評価していくと全関節全方向動作可能であり、目立った運動麻痺は観察できなかった。感覚に関しても同様であり、これらのことを本人に伝えると非常に驚いていた。何しろ、七年間自分は麻痺のせいで歩き方が変だと思っていたからである。なぜこのようなことが起きるのか。本症例に対しシミュレーションの評価を実施した。まずは、自分の歩行をイメージしてもらった。それから、私の歩行を見てもらい、違うところがあるかどうか、また同じところがあるかどうかを問うていった。すると、本人はぶん回し様になっている振り出しを気にしていたことからも、振り出しが真っ直ぐ行えていないところに関してはすぐに指摘できた。しかし、私が気になった膝関節の動きと足関節の下垂に関してはまったく指摘できなかった。そこで、私が言語教示にて膝関節や足関節に関して質問をした。すると、「先生の歩き方とは同じではないと思います。でも何が違うかと言われると細かいところまではわかりません」と返答してきた。この「細かいところまでは」という発言から、鮮明なイメージをすることが困難なのではないかと考えた。しかし、鮮明なイメージ自体をすることが困難なのか、ある身体部位の行為をイメージすることが困難なのか、またそれらの行為が記憶されていないのか、何が原因なのかを考える必要があった。そこで、イメージに関しては各関節ごとに「膝関節を伸ばした時をイメージできますか?」と検査を行っていった。この検査では視覚的、筋感覚的双方のイメージを聞くのであるが、この能力に関しては問題なくイメージが可能であった。次に、行為時の各関節のイメージであるが、これに関しては自己身体ではなく通常、歩行している時に股関節はどう動いているか、また膝関節はどう動いているのかと問うていった。すると、自己身体では回答できたにもかかわらず、行為レベルになるとまったく答えられなかった。このケースにおいて最も驚いたのはこの点であった。最後に記憶されていないという点であるが、この点に関しては評価することが難しいがやはり自己の行為の説明が可能かどうかに影響してくるのではないだろうか。この記憶されていないということの解釈であるが、実際に行為をしている時（今回の場合は歩行している時）に身体のありとあらゆるところから入力されてくる感覚情報を自身にとって有用性のある情報として処理し行為へと繋げることが難しいという解釈となる。記憶システムに問題が無いことが前提となるのだが、通常感覚情報は運動を正確にかつ意図したとおりに行うために使われることが主目的であるため、この感覚情報を運動へ変換するところ、もしくは感覚情報を処理する段階で問題が生じるとこのように記憶に貯蔵されないという現象が起こるのではないだろうか。

このケースにおいて、行為をシミュレートすることができないことは歩行という行為をプログラミングする時に足を前方へ振り出すと言う目的のなかに、膝関節と足関節の情報が組み込まれないことが考えられる。その結果、頭頂葉への遠心性コピーの情報のなかからそれらの情報は抜け落ち、実際に動いていなくても修正をかけることはもとより気づくことすらできない。これは、シミュレーションする際にも影響し、普段処理していない膝関節や足関節の情報は有用性のある情報として記憶に貯蔵されないことから、イメージすることすらできなくなっているのではないだろうか。

ここで、一つの訓練を実施した。これらの仮説を検証するためである。重要となる目的は、歩行時の振り出しにおける膝関節と足関節の役割を学習から認識させ、症例にとり有用性のある情報として処理させることである。しかし、この時点では具体的に情報処理のどの段階に問題が生じているのかわかっていなかったためさまざまな方法を試していく必要があった。この時にポジティブに働いた因子は：

①言語障害が無いこと
②イメージする能力が残存していたこと
③感覚障害が顕著ではなかったこと

これら三つがあり、積極的に言語教示と体性感覚を使用し訓練を実施していった。

まず始めに、運動麻痺が無いことから模倣から歩行が変えられないか試してみた。つまり、私の歩き方を真似してもらったのであるが、見事にできなかった。次に、振り出しのみを抽出しまた模倣を行ってもらった。するとぎこちないが膝関節と足関節を動かして振り出しが可能であった。そこで、今の振り出しとさっきまでの歩行での振り出しと何が違うかを問うと、「さっきより足を高くあげている感じがします」とやはり股関節の情報が処理されていた。膝関節に関して問うと「曲がってます」と答えられ、先ほどの歩行と比較してもらうと「曲がってなかったかもしれません」と初めてて膝に関しての記述を得ることができた。しかし足関節に関しては「まったく意識していませんでした。そこまで注意が向きません」と、情報が過多になっている様子であったため、まずは膝関節から介入していくことにした。まずは、自分の歩行をビデオに録って実際に見てもらった。やはり気になるのはぶん回し様の振り出しのようであったが、これは膝関節の屈曲、足関節の背屈がそれぞれ不足していることにより足先が床をこすることから起因していると考えられるため、股関節への介入よりやはり膝・足関節への介入を優先した。自分の歩行をビデオにて確認すると、膝関節に関しても「まったく動いていませんね」と言っており、視覚的なところから気づくことが可能になってきた。

次に、視覚にて確認した膝関節の動きを体性感覚で認識できるのかどうかを評価した。これは、現在の自身の歩行内での膝関節と、振り出しを抽出し私の模倣をしてもらった時の膝関節の両方である。この二つの膝関節の比較によって膝関節の情報を処理できるかどうかを行った。すると、最初は足を高く上げていたと言っていた違いに関して、膝関節が十分に曲がっていると膝関節に関する記述が出てきた。つまり、集中し視覚と体性感覚双方を使用していくことで膝関節の情報処理を行える能力があるということである。ここまでが最初の介入であるが、訓練後歩行をするとぎこちなさは残るもののぶん回し様の振り出しはみられなくなり、膝関節による足部と床との距離の調整が可能となっていた。しかし、言ったとおりぎこちない。つまり、膝関節へ過度な注意が向いており、すべて意識的に動かしている証拠である。最初はこの状態でも良しとしてよいのかもしれないが、最終的には自動化されなければならない。本症例に関しては、自身の仕事が忙しいとの理由でこの後介入できていない。そのため、この訓練効果がどれくらい残るのか、日常生活内の方向にどれだけの影響を及ぼしたのか知ることができなかった。

◉上手く歩こうと思えば歩ける

もう一人、患者さんを紹介する。この人は発症から約二年経過した、左の被殻周囲の出血を呈した男性であった。この方に関しては、一人目の方とは異なり運動麻痺が軽度にみられており、足関節の背屈が不十分であった。その他は単関節では動かすことは可能な点や、麻痺により歩行が変質する可能性は低い点は共通していた。この方も一人目の患者さんと同様で、歩行は振り出しがぶん回し様で行われ、さらに支持期には膝関節が過伸展した状態で行われていた。

この患者さんにおいて特徴的なのは、さまざまなことを意識することで自分で歩容を変化させることができる点であった。無意識的に遂行されている歩行に対し指摘をすると、自分で意識して修正してしまう。しかもこの修正が的確なのである。しかし、帰り際や次回いらした時などにはぶん回しで過伸展がみられた状態で歩行をするのである。つまり、視覚的また聴覚的に指摘、確認をしても学習は起きず行為の洗練化はみられないのである。明らかに一人目の症例とは異なっているが、単関節での運動能力と実行為との差異が大きいことに関しては共通していた。

では、どのように評価をしていくべきなのか。意識していない行為の洗練化を行う必要があるとすれば、意識した状態で行った行為を自動化していく方法で学習させていく、この時、訓練中に注意を言語教示にて緻密にコントロールし、何に注意する必要があるのかに関しても同時に学習させていくことが重要になる。このような訓練を実施していくうえで評価をしていったのであるが、やはり自分の現在の行為を知識や視覚的にではなく体性感覚で認識する必要があると考えられ、そのなかでもやはり歩行時の立脚中期における膝関節の過伸展、また振り出し時の膝関節の屈曲に関して評価を実施した。つまり、歩行時の膝関節の知覚を訓練時に再現し比較してもらうことで現在の歩行状態を体性感覚をベースに認識してもらった。すると、実際知識や視覚的には知っていたはずの膝関節の感覚情報は非常に大きなずれが生じており、どこが伸展0度なのか、振り出し時にはどれくらい膝関節が曲がるのか、またどういう動きをしているのかがわからなかった。慢性期の患者さんにおいてはよくあるのだが、周りの人やリハビリテーションにおいてセラピストから言われた経験から、知識としては知っているが身体では知らないということがある。これに、失行による選択的な注意の影響や多関節の情報構築の障害が加わるとこの方のような状態が生じることがある。したがって、先述したとおりに注意のコントロールに十分考慮し体性感覚から行為の構築をすることと、その時に行為のどの部分の訓練をしているのかを明確にしていくことが重要であった。さらに、その時に視覚情報で得た関節の動きの情報と体性感覚での情報を常に統合していくことも同時に行った。

その結果、立脚期の膝関節に関しては過伸展に伴う反張膝がみられなくなり、体幹の側屈も軽減してきた。振り出しに関しては、まだぶん回しが残存してはいるものの膝関節の動きは出現し、本人からも長距離を歩けるようになったと話していただけた。

◉現象から訓練へ

この二人の症例は、外部観察からは非常に類似した行為を行っていたにもかかわらず生じていた現象は異なっていた。外部からの観察のみではその人を知ることはできず、その人との会話やさらに細かい評価などが必須となってくる。左半球損傷であり、ぎこちない動き方をしていたことから失行症を疑ったが、実際に評価をしていくと同じ失行症であっても細かい病態はまったく異なっていたことも非常に重要な点となる。失行症とはこのような症状が現れると言うことは確実に知っておかなければならないが、そのメカニズムを知り「失行症からこのような現象が生じるのではないか」という仮説を立てられることも同じくらい重要なことなのではないだろうか。

今まで報告が無いから間違えているという考えをいかに捨てられるのか、そこからどれほど説得力のある仮説を構築し、実際に改善を実現させる訓練を実施できるのか、私たちセラピストの実力はここでも試されるのであ

る。■

言語と失行症の関係性

「意味」という視点から

◉外部世界と言語の繋がり

一日の仕事を終えて家に帰り食卓に夕食が並んでいるのを見て、頭（心？）のなかで「今日はカレーライスか」と思い私は心なしか元気が出る。この時、私は視覚で捉えた「ある物体」に対して「カレーライス」という言語を使用して意味を与えたという捉え方ができるのであるが、これはあくまで視覚情報をもとに、目で見たものが何なのかということを処理したということだけである。視覚だけではなく、嗅覚からも今日の夕食がカレーの類いであることはわかるのであるが、カレーライスなのかどうかは実際に見てみないとわからない。このように、私たち人間はさまざまな感覚モダリティを使用してこの外部世界にある物や事柄などを認識することで働きかけ、それに意味を付与している。外部世界に意味を付与する時に非常に重要となるのが「言語」である。入力された感覚刺激に対して記憶や知識、予測などから言語を使用して意味を付与しているということなのであるが、脳では実際どのような処理が行われ、それが行為として表現されるのであろうか。

私たちが生きていくためには、莫大な量の刺激を取り入れ、それを脳で処理する必要があるが、脳には情報を処理できる容量が決まっているため、同時に処理できる情報量は限られてくる。そのため、脳が円滑かつ効率よく情報処理していくためには情報の量を調節する必要がある。脳が使用している方法としての一つが、処理する必要がある感覚情報を選別することで情報量を調節するという機構であり、二つ目が今までの経験などから予測した入力されるであろう感覚情報をあらかじめ準備しておき、実際にその感覚情報が入力された時に予測どおりであったものをそこから相殺することで脳に入力される情報を減らすという機構である。もちろん他にも存在するであろうと思われるが、こうした方法が脳の情報処理を可能にしているのだ。たとえば、脳卒中を発症しこれらの情報量を調整する機構が破たんした場合、どのような現象が出現する可能性があるのだろうか。たとえば伸張反射の亢進はこの予測の機構と関係しており、行為遂行時に起きるであろう筋の伸張を予測できなくなる現象に関係してくる。他にも、聴覚刺激を処理する時に、音として処理するのか、その音を言語として認識し、それを意味として処理するのかに関しても情報量の調節が関係してくる。入力された感覚刺激によっては、このように言語が関与してくる。

では、言語と行為の関係性を考えていきたいのであるが、その前に考えなければならないことがある。それは、意識して行っている行為と無意識で行っている行為のそれぞれに対して言語がどれくらい関与しているのかという問題である。たとえば、「歩きながら～をする」というように、意識しなくても行える歩行のような行為と、「本を読む」などのようにその行為を意識しないと行えない行為とがある。これも脳の情報処理を軽減させる方法と捉えられなくもないのだが、この点を考えていくと「意識」とは何かという途方もないテーマを考えなければならなくなる。しかし、ある一つの感覚情報や行為から得られた結果など記憶から想起できる事柄を意識した瞬間に、そこには確実に言語が存在することは自分の経験からも間違いない。つまり、意味や概念ということを考えていく時に言語は外せない要素であり、これは失行症においても非常に重要なファクターとなりうる。だから運動や感覚などのレベルで考えていく時には言語の関与を考えていくことはあまり意味のあることではなく、行為として外部世界や自分の意図、さらには時間軸や状況などといったさまざまな要素を取り入れてさらに考えていく時に言語との関係性を考えていかなければならないということなのかもしれない。

こうしたことは臨床でも経験することができる。たとえば、図のような写真を見せた時にまず頭に浮かぶのは、ほとんどの人が「敬礼をしている」という人の格好（行為）の持つ意味そのものである。この写真を人に見せて「この人のこの格好は何と言いますか」と聞いた時には、聞かれた人はその視覚情報から「敬礼」という意味を思い浮かべるだろう。しかし、「この人の手と肘はどちらが高いですか」という質問をすれば、今度は「敬礼」という情報はあまり意味を持たなくなる。これは質問者の言語によって回答者の注意が誘導され、意識される対象が変化したことによってそれに続く視覚情報の処理が変更された結果であると考えられる。さらに、「この写真の人と同じ格好をしてください」と指示をした時には、これが「敬礼」であるという意味を持つことができていれば、自分は敬礼をすればよいというところからその模倣が可能になる。しかし、もしこの写真の格好の意味が「敬礼」だとわからない場合や、もし写真に写っている格好そのものにすぐにそれと判断できるような意味が無い場合には、この格好を姿勢分析などから模倣をする必要が出てくる。ついでに言えば、この場合には写真を使っているために二次元かつ動きのないものを模倣させることになるのだが、実際に動いているものを模倣させる時には二次元のものよりもスピーディーかつ滑らかな注意の運用と情報処理が求められる可能性が高いため、それを模倣することは相当に難しくなる。そのため、写真と実際に目の前で動いているものの模倣には差が生まれることがあり、注意が必要である。

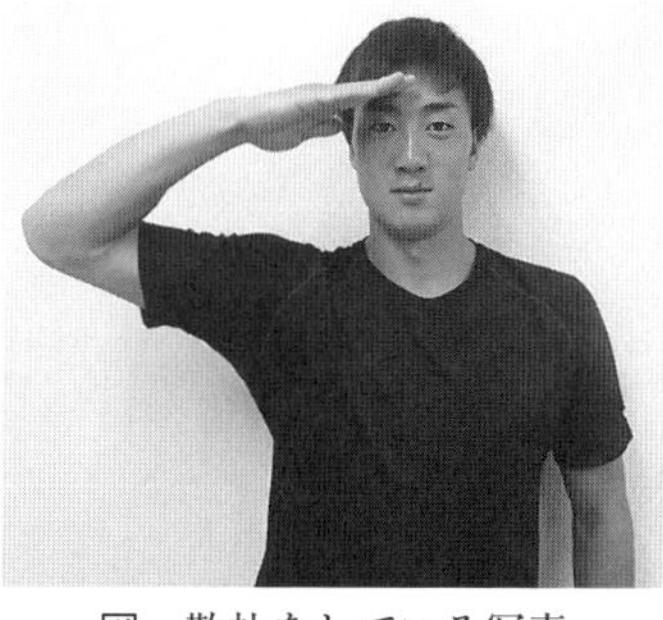

図　敬礼をしている写真

このように、視覚で捉えた対象に自分が意味を付与できるのかどうかによって、次に行う行為のシステムが変化してくることが考えられ、そこでは情報を言語的に処理できるのかどうかということが非常に大きな影響を与えている。私自身、遺伝性の赤緑色盲があり、茶色、赤、緑の区別がうまくつけられない。小さい頃はこれが非常に嫌で、色鉛筆や絵の具は大きく色の名前が書いてあるものしか使用できなかった。もちろんそうした問題は現在もあり、たとえばパソコンで文字に色をつける時には、見本と同じ色をつけていく作業の時にその見本が何色なのかが判断ができないため、非常に多くの色のなかから同じ色を視覚的に探さなければならない。この作業は非常に大変で、私自身は色に対してはあまり良い印象が無く、もし目指す色が何色かということを言語で分類できれば楽なのであるがそれができないのである。これはつまり、私は「色」に関しては意味システムから情報処理が行えないために、相互作用が困難であり、そこに意味を与えることができない。だがこのような経験も、今ではリハビリテーションの臨床では非常に重要なものを私に提供してくれている。人生とはわからないものである。

◉無意味と有意味

人間の言葉では、その地域性による方言を含めて、人によっては意味がわからない言語が存在している。もちろん、語の順番により意味を発生させていると考えれば、たとえば「あし」という並びが重要なのであれば、「しあ」ではその意味を認識することはできない。このように、脳内には今聞こえている音が言語なのかどうか、また言語であっても意味のあるものなのかどうかの認識を行うための機構がそれぞれ存在しているのであるが、これについて詳しく考えていこう。たとえば、言語は視覚もしくは聴覚から主に入力され（点字は触覚であるが）脳内にて処理されるのだが、視覚であれば書いてあるものが語なのか違うのか、また語であればその語の並びは意味があるのかが重要な要素となる。聴覚においても、私は日本語が主要言語であるため、聞こえてくるのが言語なのかどうか、もし聞こえてきている言語が日本語ならどのような意味なのかを処理する。しかし、もしこれらを言語として捉えられなかったり、言語として処理できたとしてもその意味がわからない場合は、また別の処理がされる。新しい言葉を覚える時はこの過程を辿り、この言葉の「並び」や「音」などに意味を付与することで学習が生じる。このように、言語においては非常に特殊な処理が行われており、これには脳全体が関与していることがわかる。

では、身体による行為はどうなのだろうか。先述したような敬礼やバイバイなどのジェスチャーは、その振る舞いそのものに意味が付与されている。失行症を呈している患者さんに対して模倣の検査を行った際に、有意味動作と無意味動作において模倣の可否に差が出るケースを私自身も経験している。有意味動作の「意味」がわかっているケースでは、無意味動作が模倣できなくても有意味動作においてはできるケースと、無意味動作より有意味動作の方がエラーが生じやすいケースが存在する。前者に関しては、動作の解読が行えない患者さんにみられた現象であり、有意味動作においてはその動作の持つ意味から模倣が行えたと考えることができる。また有意味動作においてエラーが多い後者に関しては、動作の解読は行えるのであるが意味が先行してしまい、十分に動作の解読を行う前に模倣を開始した結果、動かす関節の間違いなどからエラーが生じていると考えられる。これらは、自己の動作を行う時にそれ自体に意味があるのかどうかを判断する処理機構があることが想定され、訓練においてもこの点を考慮する必要があるということである。

その反対に、有意味動作の意味がわからないケースでは、手を振っている姿を見せ「この動きはどのような時に行いますか」と質問をすると答えることができない。このようなケースでは、失語症を呈していることが非常に多いというのが私の経験からくる印象であり、こうした場合には概念や意味性の訓練が必要となると考えている。

これらの観点は、観念失行などの「道具使用」という観点から言えばさらに広い言語と同等の意味処理を考慮した失行の捉え方が必要になる。つまり、失行症の訓練を組織化していく時に「言語」という要素は非常に重要な因子となりうるということなのである。これは、意味システムと呼ばれる機構は言語のみではなく非常に幅広い情報を処理し、行為全体へ影響を及ぼしている可能性を示唆している。

◉行為における意味の存在

では、日常においてこの意味という概念がどのような作用をしているのかを少し考えていきたい。ここでの言語という言葉のなかには、名称、用途が主たるものとして存在すると考えた場合、その名前を知らないある道具を見た場合にはその道具に対し正確な意味を付与できなくなるということなのであろうか。私は少し違うと考えており、名前を知らなくても何となく使い方がわかるということを経験したことは何度もある。しかし、道具の用途がわからない場合、適切な行為を選択できるかどうかは別の問題であり、道具に関しては意味を付与することは難しい可能性が高い。この現象は観念失行に類似しており、ある道具の意味を使用することだけでは付与できない現象と捉えることができる。つまり、道具の名称ではなく用途に関しての障害と捉えることができる。

少し視点を変えてみよう。この場合、言語と行為との繋がりはどう捉えればよいのか。言語も動作と同様に、脳において莫大な情報量を処理した後に最終工程としての発話が生み出される。この解釈から言えば、運動性失語と感覚性失語という簡易的な分類ではまったく不十分である可能性が高い。つまり、発話する機能自体に問題があるのか、語彙自体に問題があるのか、概念系に問題があるのかなどといったように細かく分類していく必要がある。これは行為の意味システムに類似する点がたくさん存在しており、失行症を考えていくうえで人間の行為をその意味という概念から考察していくことは十分に意味のあることである。その一つが、先述したような有意味動作と無意味動作という考え方であり、これは言語でいう動詞の評価・訓練であると言える。では、行為という非常に多感覚的なものを考えていく時には、この動作という段階から行為、つまり外部世界や自分の経験などから得た知識などを含めた考え方が必要になる。これは単なる有意味か無意味で考えていくのでは不十分であり、文脈や歴史性を取り入れていく必要が出てくる。この行為はいつ行うものなのかということや、誰と行うものなのか、またどのような状況で行うのが適切なのか、などといったようにさまざまな要素が含まれてくる。だから失行は難しいのである。

◉陽性症状と陰性症状

高次脳機能障害はなぜ難しいのか。これは、ずっとセラピストになってから疑問であった。しかし、ある失行症の患者さんと出会うことで私はそれに気づくことができた。その患者さんは失語症と失行症を呈しており、スムーズな会話や行為が難しい状態であった。その方は、悲痛な叫びのように毎回の訓練のなかでこういうのである。

「なぜ私はスムーズに話すことも動くこともできないのだろう。病気になる前にどうやっていたのかを知ることができればどんなに楽だろうか」

この言葉は私に高次脳機能障害の根本にある問題について気づかせてくれたように思っている。通常、高次脳機能障害では、脳損傷によってシステムが変質した結果、話せない、左を向くことができないといった現象が現れる。これを「話すことができなくなった」「左を向くことができなくなった」と捉えても、ではその改善のための訓練をどのように行っていったらよいのかを直接には教えてはくれない。その結果、話す練習をする、左から話しかけるといったように外見上からアプローチをするほかないのである。これに加え、私たちは高次脳機能障害を経験したことが無く、なぜそうなるのかを理解することがどうしてもできないことも高次脳機能障害の治療を難しくしている要因である。だからこそ、私たちはなぜスムーズに動けないのかということと同時に、なぜ私たちはスムーズに動くことができるのかを常に考える必要がある。ここには非常に多くのシステムが関与していることは間違いないが、それだけスムーズに動けなくなる原因は数多く存在している。

失行症を考えていく時、模倣ができないということから多くのことを知ることができ、同時に私たちはなぜ模倣ができるのかということからも多くのことを知ることができる。しかしここで新たな壁にぶつかる。失行症に関しては、情報変換にエラーが生じると考えられており、だから訓練でも情報変換の課題が行われる。それは視覚と体性感覚の情報統合課題などであるが、こうした課題ができるようになったことで行為にどのような影響が出るのかということはまだ曖昧である。これは私自身の知識や理解不足ももちろんあるのであるが、皆に通じることと言ってもよいのではないだろうか。これは、言語と行為が関係しているということを理解することと同じくらい難しいように思う。ここにも同じように、私たちの感覚情報処理から行為遂行までのシステムを理解する必要がある。視覚情報をなぜ体性感覚情報と統合するのか、この点に関してはやはり患者さんが教えてくれる。あるケースにおいて、素材の見た目と実際の手触りとの間に照合のエラーが生じていることがあった。これは視覚と触覚でその物へ付与する意味が変わってしまうという問題と、実際にそれらに触った時に予測と異なるために、動員する運動単位が的確でないという問題が生じていた。脳はこうした情報のエラーを異常感覚として認識してしまう可能性があり、これがもとでしびれや痛みへと変質することもある。実際、患者さんは指先に強いしびれを訴えていたが、この視覚と触覚の統合課題を実施していくことでしびれは消失していった。このように、情報統合は行為を遂行していくなかで常に行われており、行為に不可欠なものなのである。

●言語は人間の奇跡であるのか

失行症から意味というものを少し考えてみたのであるが、やはり難しい。それでも、言語を失うことはただコミュニケーションを障害されるだけではないし、私自身、これは臨床での非常に悩んでいるところでもある。しかし、患者さんをみているとこの問題は絶対に素通りしてよい問題ではなく、行為の改善を目指すセラピストにさらに考えていくことを突きつけているものであると思う。失行症は非常に奥が深い…しかしいつまでもただ難しいと嘆いているわけにはいかない。いつか、臨床でスムーズに動いている患者さんを見られる日が来ることを思いながら、前へ進んでいきたい。■

体幹の表象

ラテラリティの影

◉体幹の可能性

体幹にはなぜこんなにもの骨・筋・関節が存在するか、皆さんは考えたことがあるだろうか。学生の頃に授業で詰め込んだ時以来、気にしたことが無い人もいるのではないだろうか。体幹は十数年前からスポーツ界を中心に非常に注目され、体幹トレーニングやコアマッスルなど安定性に注目した運動がフォーカスされることが多い。そのなかでも腹横筋を代表とした骨盤底筋群のトレーニングは運動療法においても非常に流行している。そのため、体幹の安定性が低くふらつきなどがみられる患者さんに関しては当たり前のように「インナーマッスルが弱い」という言葉で片づけられることが多く、体幹を「鍛える」訓練が多発している。もちろん実際に体幹の安定性が筋出力系の不足により出現していることもあり、筋力トレーニングにより改善する場合もある。しかし、うまくいかない例も非常に多くありそうなると訓練に難渋する場面によく遭遇していた。そこでそのような問題をどうすれば改善できるのか、仮説を交えケースを紹介しながら考えていく。

◉体幹の表象

体幹の運動を細かく観察していくと、非常に興味深い現実がみえてくる。人にもよるが、骨は脊椎だけでだいたい二十六前後存在し、少しずつ形が異なっている。骨の形状は筋や関節包、靭帯などの付着との関係性が強いため、筋などの軟部組織の付着が異なっている。これは何を意味するのか。さらに、棘筋などを代表とする脊椎に起始停止を持つ筋においては、本当に脊椎の安定性の向上のみを保証しているのであろうか。

認知神経リハビリテーションにおいては、体幹の機能特性として正中性を非常に重要視している。つまり、左右対称であるという認識をどうすればできるのかということが重要となる。体幹の正中性は頭頸部、四肢の向きに影響を受けない確かな垂直であると言え、非常に曖昧な状態で脳に表象されている。たとえば、座位にて左右どちらかに体幹が傾斜している場合にその状態が傾いていると認識するためには、指標となる正中を持っていなければならない。しかし、多くの場合、その傾斜している状態を真っ直ぐであると認識してしまう。このことを考えると、いかに体幹の正中性があやふやで流動的であるかがわかる。その人にはその人の正中性が存在しているのだが、それはどのようにつくられるのであろうか。

そもそも体幹は脳にどう表象されているのであろうか。結論から言うと、正中を表象する領域は無いとされており、左右から入力される感覚情報をもとに算出されている。このもとになるのがバイラテラル・ニューロンである。この考えをもとに考えると、入力される感覚情報に齟齬が生じた場合、正中性が崩れることには整合性がある。つまり、脳は左右から入力された感覚情報を常に比較し、真っすぐを保持していることとなる。この情報処理がどれほど高度かはわからないが、左右半球をまたぐ処理であり精度の高い注意を必要とするため、脳卒中や疼痛を有する患者さんにおいては難易度が高い可能性が高い。では、どのように体幹の表象を組織化していく必要があるのか。

●体幹という空間を処理する

ある患者さんの背部に触れる。前には人の背部が描かれた紙が置いてある。私が「どの辺に触れましたか？　絵を指さしてください」と言う。患者さんは指をさすが、合っているのは、脊椎を境に示された左右のみ。上下は大きくずれ、骨盤や脊椎からの距離もまったく異なってしまう。この患者さんは構成障害や視覚的な空間認知障害は問題ない。そのため、目の前の紙の空間を把握できていないわけではないのである。ではなぜ正答できないのか。

体幹は三面上、つまり3Dの軸の正中を正確に保持する必要がある。つまり、非常に空間的でありその処理が要求されており、正中性により常に左右される背面や腹面の面においても同様である。平面という空間のどの部分に触れたのかという空間定位を求めると高度な空間処理が必要となる。逆も言える。つまり面の空間処理が十分に行えない場合、各体幹の位置関係の処理も難しくなる。体幹は空間処理により成り立っているとも言えるのではないだろうか。

では、体幹において非常に重要な姿勢反射についてはどうなのだろうか。姿勢反射は伸張反射や屈曲反射などからなるが、そのなかでも立ち直り反射（反応）がリハビリテーションにおいて最も頻繁に聞く言葉ではないだろうか。この立ち直り反射はいくつかの感覚情報からなっている。それは前庭系、視覚系、頭部性、頸系、身体系であり、それぞれが独立して働くとされている。しかし、独立してはいるものの、それぞれは相互に関係を持ち、どの感覚情報に重みをもたせるかを常に脳は判断している。これらの系は、体幹の垂直性と常に相互作用をしており、どちらか一方がシステム破綻を生じると、もう片方のシステムも変質していく。たとえば、脳卒中により体幹の正中性が失われ体幹が一側へ傾いた結果、その状態で体幹が揺れず、倒れず、元の肢位を保持するために各系が作動することで病前の「正中保持」とは異なる状態で調整をする。しかし、視覚は水平を保持したいために頸部の立ち直り反応が出現し、さらに姿勢は複雑化の様子を呈する。このようにそれぞれの系が関係性を持っていることで、一つの情報変質は大きなシステムの変質へと広がっていく。目の前の患者さんにおいて、この現象は非常に多く生じている事象であり、リハビリテーションにおいて避けられないのである。そのなかでも立ち直り反応は異常を観察しやすいものの一つであり、十分に観察する必要がある。

この体幹がもつ情報は空間処理を非常に必要としており、それぞれの系が相互作用をしているということは腰椎圧迫骨折を呈したケースにおいて非常に重要であった。脊椎の疾患において体幹の機能が変質することは当然のことである。本症例においては腰部に常に緊張がみられており、骨盤の前後傾の可動域が不十分であった。さらに、右側へ体幹が傾いており、左右の肩甲骨のアライメントにも崩れがみられていた。立ち直り反応が左側への傾きには過剰に出現し、反対側では減弱していた。この体幹を中心とした左右不均等な身体状況で行為を遂行するために、二次性の腰部疼痛や頸部の張りなどの訴えや立位時のふらつきなどの訴えも聞かれていた。本症例は知的レベルが非常に高く、感覚情報の処理なども非常に優れていた。そこで、座位にて体幹の表象を評価するために触覚定位の課題を実施した。質問は以下のとおりである。

①触れているのは脊椎を挟んで左右どちらか
②左右同時に触れ、どちらが脊椎に近いｏｒ上か
③左右別々に触れ、どちらが脊椎に近いｏｒ上か
④触れている場所を絵に描かれている人の図に示す

これらの検査を行うことで体幹の背部の空間性を評価した。実際どの程度までが正常な誤差の範囲なのか統計を出していないためはっきりはしないが、明らかにずれているのに同じというものが何回か存在していた。このような評価においては、左右「同じ」が最も回答として難しいと考えている。対象者の性格にもよるが、やはり「まったく同じ」という感覚は同定することが難しいようである。そのため、同じ高さや距離においては「だいたい同じ」という回答を求めるようにしている。本症例においては、下部胸椎から腰椎の範囲である体幹の下部に関して脊椎からの距離と上下の位置関係の空間定位のずれが観察された。しかし、整形外科疾患であり知的レベルが高いこともあり、何度か行っていくと誤差の修正が可能であった。誤差が修正され絵にポインティングする際もある程度の定位ができてくると、座位にて左右へ重心移動を行うと左で過剰、右で減弱していた立ち直り反応が調整されていた。つまり、体幹の背部の触覚を空間処理を伴う空間定位の課題で行うことが立ち直り反応になんらかの影響を与えたのである。そもそも、なぜ誤差が生まれるのかというところが非常に重要であると考えられる。骨折により生じている疼痛は、原因はいくつか考えられるが身体表象をゆがませることがわかっており、その結果、空間定位に影響を与えている可能性が高い。つまり、今生じている疼痛が「どこから」生じているのかという定位は常に行われているのだが、疼痛は慢性化していくと定位が難しくなる特徴がある。その影響で、体幹の表象の細分化が行われなくなり、「この辺が痛い」と非常に曖昧な捉え方となる。これが触覚においても同様にみられてしまうのではないだろうか。これは、疼痛においても触覚においても比較される身体表象は同一である可能性があることを示しており、触覚情報により身体表象を細分化することは疼痛の改善が行える可能性もある。本症例においては、立ち直り反応が出現したのと同時に、動作時の疼痛の軽減もみられていたことからも可能性は高い。

◉体幹の情報処理のラテラリティ

実は、私が臨床を行ってきたこの数年間ずっと気になってきたことがある。それは、左半球損傷と比べ右半球損傷の患者さんにおいて体幹が組織化できていないことが圧倒的に多いことである。文献や著書を探したがこの観点から切り込んでいるものは私の探したなかでは見つからなかった。つまりなぜかははっきりしていないのではないだろうか。もし体幹の組織化の困難さが右半球において優位に出現するのであれば、注意による影響もしくは空間認知能力による影響が大きいことが考えられる。そもそもこれら二つは密に関係しているためどちらが原因とは言えないのであるが、おそらく症例により比重が異なると考えられる。その手がかりになるケースを以下に挙げ考えていく。

◉右半球損傷による体幹の非対称性

右半球損傷に伴う体幹の問題として、麻痺側の肩甲帯に加え脊椎全体が左側凸の側弯状態での座位保持になることがまず挙げられる。その影響で頭部、頸部、体幹それぞれの関係性は崩れ、立ち直り反応の調整は困難となり、体幹を正中に保持することは困難となる。背臥位においてもベッドの中心に寝ることが難しくなり、身体が曲がっていたとしても気づくことはできない。このような状態で正中にて座位保持をすることは困難であることは明白であり、右半球損傷において体幹を中心とした身体の正中を認識することがいかに難しいかがわかる。

私の担当したケースにはこのような人は非常に多く存在しており、この本を読んでいるセラピストも日々経験しているのではないだろうか。脳卒中における体幹の正中性というとプッシャー症候群は外せないだろう。この現象は「体軸傾斜症候群」とも言われており、各感覚間での整合性がとれていないことが非常に重要な意味を持つ。自己身体が傾斜しているということを座面や前庭系、視覚、体幹の深部感覚などさまざまな感覚情報を統合した結果意味づけを行うことが通常であるが、それを行うことができない。さらに非麻痺側上下肢にて麻痺側へ押すというさらなる奇妙な行動もみられる。体軸傾斜と言われているとおり、閉眼にて自己の体軸が傾斜しているように認識してしまうことがわかっている。つまり、正中の認識が「病的に」認識できない状態と言える。このプッシャー症候群においても、右半球損傷にて優位に出現し、視床後部の出血によりプッシャーが出現するなどさまざまな原因が言われている。しかし、そのほとんどが急性期にて消失するため、回復期においてプッシャー症候群にはなかなか遭遇しない。もし出会ったとしても脳卒中自体が重傷であることが多く、覚醒が低い、麻痺が重度で座位保持が困難などの状態でプッシャーがみられる。このような症例においては、半側空間無視を併発していることも多く、純粋なプッシャー症候群とは言いがたい。また、視床後部の損傷では「失立症」という現象もみられることがあり、視床が正中において非常に重要な役割を持っていることがわかる。ここで、私の担当した視床出血のケースを紹介する。

このケースは、視床から被殻における広範囲の出血であり、上下肢の運動麻痺が非常に重度であった。半側空間無視は検出されなかったものの、自己身体への注意が困難な症例であった。介入当初は発症から約一か月経過していたが、座位保持が行えず、後方麻痺側へと倒れていってしまう状態であった。この患者さんは背臥位においても自己身体を真っ直ぐにすることができず、また視覚にて確認するということもできなかった。介入当初から、背臥位にて体幹の背部へ接触を使用して介入を行った。自分の背部のどこがベッドに触れ・触れていないか、これを認識することが体幹という空間を把握し、自分が今どう寝ているのかを認識する手がかりとするためであった。最初は難しく、右側に関しては認識可能であるものの、麻痺側である左側の認識は非常に困難であった。半側臥位の状態で圧を変化させたり、木の板のようなものをベッドと身体の間に入れて左右の差を聞いたりしながら、どのようにすれば自分の体幹を認識することができるかを模索しながら介入を行っていった。徐々に認識が可能となってくると、徐々に真っ直ぐ寝られるようになり訓練内容を変化させていった。ベッドを少しギャッジアップし、支持面と接触面を今度は抗重力方向へと変化させていった。接触から圧へと質問内容はシフトし、体幹の空間処理をさらに求めていくために背臥位の状態から体幹が左右へずれてきていないかを同時に問うていった。すると、介入当初は骨盤を前傾することが行えずに体幹を正中位で保持することができなかったが、少しの間であれば保持することが可能となった。ここまで約二か月経過していたが、覚醒などを考慮すると妥当であったように思う。しかし難しいのはここからであった。外部世界との接点が変化し、重力に対する支持の方法もまったく異なるため非常に難しくなる、…つまり立位である。

座位では正中位を保持できるが立位では困難であり、左側へ傾斜し前傾してきてしまう。

なぜなのだろうか。

ここではもう一人の患者さんの経験を加えながら考えていく。この二人目の患者さんは損傷部位がはっきりしないのだが、右半球損傷であり左側の空間認識が非常に悪かった。座位では正中性が保持できているにもかかわらず立位になると体幹の正中性は失われ、左へ傾斜し始める。これら二人の共通点は座位では可能であったが、立位になると難しくなる点である。体幹は無意識的、自動的に制御されているにもかかわらず、最もその人らしさを表現するように感じている。高次脳機能障害、運動麻痺、さらには心理面においてまで表現され本人は気づくことすらできない。二人の症例において重要なのは、一人目は自己身体・左側の近傍空間への注意喚起の困難さ、二人目においては空間認知障害である。二人とも高次脳機能障害においては症状が異なっており、また運動麻痺感覚麻痺の程度においても異なっているが、座位では正中位での姿勢保持が可能だが立位においては困難である点においては共通していた。右半球損傷における体幹の組織化の不十分さの典型的例である。

◉訓練の可能性

右半球損傷において、体幹の正中性が失われる原因として、①自己身体の左側への注意喚起が困難なことによる体幹の組織化の障害、②空間認知障害による体幹の空間情報処理障害、以上の二つを考えてきた。これら二つにはもちろん半側空間無視や身体失認、視空間認知障害などさまざまな要因が考えられるが、最終的にこの二つが原因と落ち着くように思う。つまり、運動麻痺による体幹の筋出力低下…のような単純な構造では解決できず、脳のシステムが体幹の情報を処理し表象をつくりだしているのかを考えて訓練を実施していく必要がある。二人の患者さんが織りなすこの現象はどう解決していけばよいのか考えていく。

一人目の症例は注意障害による自己身体、または左側近傍空間への注意が困難な症例であった。これは右半球損傷において特徴的な症状であると言え、その影響が体幹の正中性の組織化を障害している可能性が高い。この可能性を検証するために、座位から立位へと移行していくことを目的に自己身体、特に体幹への注意を求める課題から開始した。視覚による情報の優位性を考慮し、体性感覚空間による体幹の表象構築を目的とし、脊柱という物理的な正中をもとに構築を目指した。脊柱からどれくらいの距離なのか、また左右どちらが上なのかを体幹の体性感覚から構築することを目指した。この際、先述した腰椎圧迫骨折の症例とは異なり視覚での確認は行わず、あくまで空間処理をベースに行い、肩と坐骨のように身体と身体との位置関係に落とし込むように訓練を展開した。さらに、上肢をテーブルの上に置くことで上部体幹の位置関係という空間情報を手の位置やテーブルへの圧などから構築を目指した。体幹のどこに触れているかという空間定位が可能となってきた時に、次は坐骨と肩の位置関係から、足底・骨盤・肩・頭部のそれぞれの位置関係を認識できるよう空間処理を求めていった。本症例においてはこのような訓練の構築で、立位時の正中構築まで可能となったが、二人目の症例に関してはこの方法では困難であった。

二人目の症例では、空間認知障害がベースとなっており空間処理を求めるとまったく情報処理が行えなかった。それは視覚においても同様であり、物と物との位置関係や自分と物との位置関係が把握できず、自分の身体を鏡で見てもまっすぐなのか違うのかの判断が非常に難しかった。そこで、空間処理のルールを学習してもらうために視覚情報を使用して訓練をした。そのルールが自己身体にも適応するということを自覚するために人体図形を使用しながら説明した。ここから、体性感覚を使用することで自分の身体の位置関係の認識というところへと繋げていった。するとどこがずれているのかという認識は難しかったが、体幹が曲がっているという認識が可能となった。ここまでくると改善は早く、立位時に正中を保持することが可能となった。しかし、現在においてもまだ歩行時では正中性が保持できていないため今後の目標となる。

◉左半球損傷における体幹の自由度の低下

ここまで話してきた右半球損傷における体幹に関しては、正中性を失うことを中心に話してきた。では、反対側の左半球損傷においては、体幹はどのように振る舞うのであろうか。高次脳機能障害からも左右の半球がまったく異なっていることは明白であるのだが、体幹においては左半球損傷では正中性は大まかには保たれているケースが多い。しかし、硬い。この硬いというのは筋骨格系の柔軟性とは別であり、体幹で言う伸張性などの自由度の低さが問題となる。つまり、右上肢を左側へリーチングした時に体幹の回旋がスムーズに行われない現象や、重症の場合に右上肢をリーチングしようとすると体幹が極度に前傾してくる現象も観察できる。これらは、体幹の機能特性である伸張性に分類される機能であり、上肢と協調し動くことを目的とする時に協調が困難であるタイプと、上肢を動かそうとした時に上肢の役割を体幹がやってしまうタイプとに分かれる。その結果、外部からの観察上は「硬い」という印象を与える。これらは一見代償とも捉えられるのではあるが、右半球損傷と比較すると左半球損傷に多い印象であるために左半球損傷において特異的であると言える。

◉訓練の可能性

この現象に対し訓練を実施していくためには、失行の影響を考えなければならない。上肢の役割が体幹に置き換わる現象や、上肢のリーチングの際に肩関節以外にも体幹が動いてしまう現象などを考えていかなければならない。つまり、体幹に対する特異的な訓練ではなく、行為のなかでの体幹の役割を中心に考えて訓練を実施していく必要がある。詳しい内容は失行の章で説明するため参考にしていただきたいが、体幹は上下肢の自由度を提供しているという前提のもと、ある行為のなかで体幹は正中性を保っているのかそれとも崩しながら安定しているのかなどを、差異をつくりながら訓練をしていくことが多い。このように、体幹の本来の役割を考えながら訓練を実施していく必要がある。

◉新しい体幹の捉え方

体幹は行為のなかで縁の下の力持ちのような役割を持っており、上下肢とは違って高次脳機能障害の影響が見えにくい部位であった。しかし、ラテラリティの視点から体幹を考えていくと無意識的に制御されているからこそ、その人のシステムが反映されやすく、高次脳機能障害の影響を受けていることがわかる。体幹への訓練は直接的に体幹へ介入する方法と上下肢を使用した間接的に介入していく方法とがあり、その人にとってどの方法が最も有効なのかを考えていく必要がある。現在目の前にいる患者さんの「体幹」を観察していく時に、このような視点もあることを頭の片隅に入れておいて欲しい。■

注意障害

ラテラリティによる障害の差異

人は朝になれば目覚める。人によって寝起きの程度は異なっており、朝が得意な人もいれば苦手な人もいる。ここで重要な変数となるのが「覚醒」である。目覚めた瞬間に覚醒が百まで上がればすぐに次の行動に移ることができ、その精度も高いが、徐々に覚醒が上がる場合は次の行動に移ることが難しく、もし移れたとしてもその精度は低いことが多い。そのため、人の行為の最もベースに存在するのは覚醒であると言える。この覚醒が水準に達していれば、自分が何を行うのか、また行いたいのか、何を見て何を感じるのかの選択を行うことができるのであるが、これを保証しているのが「注意」である。そのほとんどが意図から始まる行為は、その意図を達成させるために「注意をどう運用していくか」が非常に重要であり、注意無しでは達成しえない。この文脈で言う注意は、影のような存在であり表面化してくることはほとんどなく、可視化されない。つまり、対象者の行為・行動を観察するところからどのように注意を運用しているのかを推測しなければならない。もちろんCAT（標準注意検査）を代表とする評価法は存在しており参考にすべきものではあるが、その時の環境やシチュエーションなど不確定な要素が多々存在する世界のなかで注意がどう運用されているかをみるためには観察が重要となる。たとえば、個室で静かな環境では集中できるが人が多いところでは集中できずキョロキョロしてしまうなどが、その良い例であろう。このように、人の行為を陰ながら支えている注意をみていくためにはどうすればよいのであろうか。

◉注意に注意

先述したような専門的な側面とは別に、注意という言葉は非常に広い意味で使用されており、日常生活内にも入り込んできている。一般的な注意の意味合いでは、「○○を注意する」「○○に注意してください」などネガティブな要素を含んで使用されることが多い。このような意味での注意は「気をつける」や「叱る」などの言葉に置き換えることができる。では、リハビリテーションにおける注意とはどのような意味を含んでいるのであろうか。

神経心理学において注意が分類されていることは周知のとおりであり、持続や配分などの分類においてそれぞれの評価方法がある。また、自己身体に注意を向けるのか外部環境に注意を向けるのか、自己から見て遠くへ注意を向けるのか近位へ注意を向けるのかなどの視点からも注意は分類することができる。この他にも分類の方法があり、視点をごくわずかでも変えるだけで、がらっと注意のみえてくる側面が異なってくる。そのため、どのような意味で注意という言葉を使用しているのか、またどのような意図で自分はその言葉を使っているのかを明確にしておく必要がある。

本章では、その多角的な注意を右半球・左半球それぞれでの注意のラテラリティという視点から考えていく。脳卒中において脳機能のラテラリティを考慮して訓練していくことは必須であり、それは注意においても同様である。空間性の注意や身体に対する注意、視覚性注意など特徴はさまざまにあり、それらの特徴を持った症例をもとに考えていきたい。

◉右半球損傷における注意障害

①注意における右半球の役割

まずは右半球における注意から考えていきたいのだが、「注意において右半球がどのような役割を持っているのか」…ここが非常に肝になるのだが、今日までその機能に関しては膨大な数の研究報告がされており、その機能はかなり解明されてきている。しかし、これまで注意の分類や分析は症候学的に行われてきた側面が強く、脳科学的に注意をみようとすると限界がある。そこには脳が常に発火しているという現象も含まれており、意識との関係も出現してくる。注意の研究の方法論ということになると詳しくはないので述べられないが、ある課題を行う時にどこが働いているかを計測し、その課題に含まれている注意の要素から推測していくものと考えて間違いはないだろう。

では臨床ではどうなのであろうか。CATは、ある課題を遂行させてその課題に含まれる注意の要素を回答率などの結果から推測している。それとは別に先述したように、患者さんの行為や行動を観察した時に、患者さんの振る舞いなどから陰性症状と陽性症状の双方をみていく必要がある。そのような視点から右半球損傷の患者さんをみているなかで共通して言えることは、彼らの覚醒の低さではないだろうか。どこかぼーっとしていたり、会話が続かなかったり、時には常にキョロキョロして落ち着きがないことがある。会話をしているはずなのに目が合わないなど、やや閉鎖的な印象を持つ人もいるかもしれない。これらの基礎となっているのは覚醒の程度であり、注意を持続するためには覚醒を高水準で保持しなければならず、右半球損傷ではその覚醒の保持が難しい可能性が高い。これはHeilmanやPosnerらが行った研究を始め、多くの研究からも示唆されている。「心ここにあらず」の状態であるため、外部環境との接点を持つことが難しく、会話はもとより触覚を始めとする感覚を受容する準備ができていない。ただただ目を開けているという状態が続いているのである。

もう少し覚醒が向上してくると、視覚を始めとする感覚を受容する準備ができることから、外部と接点を持つことができるようになる。こちらからの呼びかけにも非常に高頻度で応じられるようになり、会話も続くようにはなるが内容がかみ合わなかったり、つじつまが合わなかったりなど、少し「奇妙な」話の内容になることもある。

さらに覚醒が向上してくると外部環境との接点をさらに持つことができるようになり、会話が弾み、喜怒哀楽の特に正の情動による表情がみられるようになる。しかし、自分に何が起きているかについては興味が無いことが多く、これに加えて自らの身体へ注意を向けることが難しく持続もしないこともあるだろう。この段階まで覚醒が向上してくると、もう一つの要素がみられてくる。空間性の注意とヴィジランス、選択性の注意障害である。これは右半球損傷にて優位にみられる症状であるとされており、臨床においても圧倒的に右半球損傷において確認できる。つまりリハビリテーションでは訓練時において考慮しなければならないことなのである。

ここで一つ押さえておかなければならないことは、ここで言う覚醒の意味の捉え方である。覚醒の意味は一般的な意味そのものなのであるが、訓練において覚醒を捉える際に「外部世界と関わることができる程度」という観点が必要になる。人は常に外部からの情報を受容できるようにある程度の脳活動を行っておく必要がある。Damasioはこれをデフォルトモードネットワークと呼んでいるが、これは何も考えていない時にも脳は常に発火しているということである。覚醒はこれと類似していると言え、会話している時や何か行為をしている時はもちろんなのだが、何もしていない時に脳が働き何を処理しているかが非常に重要となる。だから一見会話などを周りの人と行えているとしても、訓練になり情報処理を求めようとするとまったくできないということも考えられ、この原因を追究していく時に覚醒という概念を右半球損傷においては用いていかなければならない可能性があるということである。

②日常生活における右半球の注意

では、病棟内での生活や退院後の日常生活において、右半球は注意においてどのような役割を担っているかを考えていきたい。右半球損傷のケースでは、損傷の程度にも左右されるが、家族を除外した周囲の人との関わりが少し苦手なケースがうかがえる。言語中枢である左半球の過活動により自分からの発話が過度になり相手の話を聞かない、その場の雰囲気に入り込めないなど、何に注意し自分がどのような行動をとることが適切なのかなどが把握しにくくなる印象がある。注意が散漫であるために常にキョロキョロしている場合や一点をずっと見つめている場合など、周囲からみると少し違和感を覚える場合もあるのかもしれない。その場の雰囲気を感じ取り適切な行動をとるというのは、さまざまな意見はあるが、右半球にラテラリティが存在するのではないだろうか。言葉に抑揚がなくなったり、息継ぎの場所が不自然だったり会話に対する影響も右半球損傷ではみられることがあり、いわゆる社会性という面の困難さがみられるのである。これは、注意の持続性として定義されているいわゆる集中力の低下も関係しており、人との関わりという点で重要となる。

③訓練における右半球の注意

では次に、リハビリテーションでの訓練において右半球損傷の注意はどのように影響してくるのかを考えていきたい。ここからは、少し詳細にしていくために症例を挙げながら考えていきたい。

注意は記憶との関係が強く、さまざまなことを記憶するためには十分な注意の容量が必要なのである。これは皆経験したことがあると思う。人にもよるが周囲が静かな環境でないと勉強ができない人や、少しざわついている方が集中できる人などがいるものの、いかに今現在行っている事柄に集中できるかによってパフォーマンスが変化してくる。右半球損傷においては、このことが大きく影響しており、運動学習を促していく時にも同様である。つまり、訓練中に言語教示によって注意をどのようにコントロールしていくかがセラピスト側に求められるということだ。

ここで一人の患者さんを紹介する。この人は左中大脳動脈の梗塞で非常に広範囲であった。発症から二か月経過し、未だ座位保持が困難であった状況で、私は担当者の代わりに介入したのだが、担当者からは非常に重度の運動と感覚の麻痺が存在しており、認知機能が低下しているとの伝達があった。しかし介入していくと、会話は可能であるものの視覚以外の感覚、特に体性感覚に対する知覚の準備ができていない印象があった。また訓練中にまったく注意のコントロールが自らは行うことができず、集中力のない状態であった。ここで、こちら側の言語による指示に対して返答してくる内容やレスポンスなどから、この人は何に注意しているのかを仮説立てることに集中した。まず、身体部位を問うていく際にその部位に集中できているのかどうか、その部位に集中できた後に今から与えられるであろう感覚刺激のモダリティに対しそれを予測するための注意の運用ができているのかどうかを考えていった。その際、返答が早すぎたり時間がかかり過ぎたりした時には注意の運用が不良であると判断したのであるが、実際に知覚の障害の割合をどの程度注意障害が占めているのかを仮説立てていく時に、感覚障害の章で示したような方法が必要になる。つまり、100％安定して知覚できないのか、注意をさせる場所やモダリティによって正答率が変化しないのか、などである。もし、変化するのであれば訓練を実施していく時に十分な注意の容量を知覚認識に提供する必要があるということである。この人に関しては覚醒に問題があるものの、身体へ注意を十分に向けた状態であれば感覚情報の処理が可能であった。一見感覚麻痺が重度であり、会話をしていることから覚醒には問題が無いと感じる部分があったものの、注意の運用に関して十分な評価を実施するとその全貌がみえてきたのである。訓練においてはこの注意の運用、つまり自分が動いていくために何に注意していく必要があるのかというところの学習が必要になってくる。ここの訓練の組み立ては非常に難しく、セラピストと患者さんとの関わりのなかから生まれてくる部分もあり、言語教示で何を患者さんに問うていくのかということと直結していく。そこには、疾患の特異性も含まれ、障害上どうしても注意できない部分も存在しており、その見極めに関しても重要なファクターとなってくる。

◉左半球損傷の注意障害

①注意における左半球の役割

右半球と比べ、一見注意障害は重度でない印象を持つセラピストは少なくないと思う。実際、注意障害より言語系の障害が表面化することが多く、訓練においても同様なのではないだろうか。文献など調べていってもやはり右半球損傷における注意障害の方が左半球と比較しても多く存在しており、その重要度は低いのであろうか。しかし、この注意障害に関しては、量的問題と質的問題が存在し、右半球損傷においてはその双方が低下するが、左半球損傷においては質的部分の低下が著明であるという印象が強い。つまり、高度に構築された行為のなかではその質的注意障害が表面化してくる可能性は高い。その代表例が失行症である。こちらの意図する部分への注意の喚起が難しい場合や、現在の文脈から何に注意したらよいのかという情報の有用性の順序の決定に問題があることが多い。これらについて少し考えていく。

②日常生活における左半球の注意の役割

先述したとおり、左半球の注意の役割が意図との関係性が強いのであれば日常生活においてはあまり表面化してこないのかもしれない。もし表面化していたとしても、それは失語症の範囲に入るのかもしれないし、失行症により説明が可能になるケースが多い。しかし、非常に興味深いケースがあり、それが私に失行症がいかに姿の見えにくいものであるかを教えてくれた。この患者さんは発症から四年経過した女性であり、会話では何も違和感がなかった。回復期に入院中の時には失語症が存在していたが現在は非常に改善しており、日常会話のなかではまったく気にならないレベルであった。そのなかで、自己身体部位の呼称を求めた時である。彼女の右肩を指さしながら「ここの名前は何ですか」と問うと、まったく回答することができなかった。また彼女の目の前で肩関節を外転すると、彼女は私の指先をずっと見ており、「今どこが動いていますか」と問うても肩と回答することはできなかった。これは失行症における典型的な現象ではあるが、この説明をしていく時に選択的な注意の要素は外せない。つまり、質的な注意の部分の障害が日常生活に表面化しないレベルであっても、こちらの問いの内容によってはその障害が影響してくる。

もう一つ考える必要があるのは、病的把握反射における視覚性の注意の運用であろうか。病的把握反射には視覚性探索反応という現象があり、視覚で捉えた物を反射的に把持してしまうのであるが、この時に把握している間は把握している物体から目を話すことが難しい場合が多い。ここには、視覚性注意の転換不良と手と目の協調という部分が影響してくるが、自分が意図したものを把握できない、また見られないというところに少なからず注意の影響はあるのではないだろうか。このような患者さんに対し、ストループテストのような抑制を求める評価を実施すると困難なことが多いため、前頭葉症状が表面化している。その結果、注意の運用が困難になっていることも考えられるため今後もさらなる検証が必要である。

③訓練における左半球の注意の役割

ここまで考えてきた左半球の注意に関しては、私としてはやはり意図性や文脈というカテゴリーは欠かせない。これは言語との関係もあり、行為の構築という部分との関わりも考えなければならない。

左半球損傷の患者さんに対して訓練を実施していく場合、言語の選択は非常に重要になる。先述したとおり、対象者に何を注意させたいのかを明確にしておく必要があるためである。私たちが訓練を行う際には明確な意図を持って実施しなければならないように、訓練を受ける側である患者さんにも明確な意図を持ってもらう必要がある。それは時にはセラピストと同じ意図であり、時には異なることもある。それは、セラピスト側が十分に訓練を組織化していく必要性もはらんでいる。たとえば、歩行の立脚期の訓練を実施する必要があるとセラピストが判断した時、実施する訓練は常に患者さんのなかでは歩行の立脚期の訓練をしているという意図は伝わっていなければならない。これには言語教示が必要となるため、患者さんにも言語による処理を求める。なぜなら、左半球における注意の重要な要素である意図や文脈は言語を中心に構築されていく可能性が高いからである。

ここで一人の患者さんを紹介する。本症例は発症から約一年経過した人であり、左中大脳動脈の梗塞であった。失語症を呈しており、日常会話レベルであれば言い間違いが多いものの可能であり、理解面においても短文レベルで可能であった。しかし、日によっては理解面が非常に不良であることもあり、「立ってください」と指示しても理解が難しいこともあった。この人は週に一回の介入であったため、次回まで訓練効果を残すことと訓練と訓練の連続性を持たせるための方法が非常に難しかった。具体的に言うと、前回行った訓練は何となくではあるものの覚えていることが可能であったにもかかわらず、何の行為の練習であったのかを覚えていない。これは、始めに歩行の立脚期の訓練をすると伝えた後、訓練を実施している最中に何の行為の練習をしているかを問うと答えられない。歩行であることを伝えてもピンと来ていなかったのである。この部分に対し、どのように工夫をしていけばよいのか非常に難渋した。このケースに関しては現在も介入中であるが、言語処理の頻度を下げ、実際に動きながらフィードバック誤差学習を主軸にした介入を開始しており、歩行の改善がみられてきているものの、さらなる工夫が必要であると感じている。

自分が今から何をするのかという行為は意図を有しており、その意図により注意する対象が変化する。それは、自分が必要な情報を優位的に処理していくという準備でもあり、意図を達成するためという心理的な欲求のようなものも影響してくる。訓練において、左半球損傷においては非常に高次な部分まで処理を求めていく必要があり、私たちセラピストも考えていく必要がある。

◉注意からみた左右半球の特徴

注意の他にもさまざまな視点からラテラリティをみてきているが、この注意に関してはその核をなしているように感じている。「左半球らしい」症状や、「右半球らしい」症状は臨床経験からも確かに存在しており、その特徴は注意障害によってほとんどが説明できるのではないだろうか。それくらい注意は左右半球で役割を明確に分担しており、それは質と量によって表面化してくる。注意障害に対する訓練は非常に重要ではあるのだが、訓練を実施していくうえでもこの注意障害を考えないでは有用な訓練の提供はできないと言ってもよいのではないだろうか。覚醒から問題が生じる右半球損傷、高次な処理を求めていく時に質的な問題が生じる左半球損傷。それぞれ特異的な現象を有しておりこの切り口は多くの患者さんを「みることができる」可能性を広げてくれると信じている。

■

触覚性消去現象

左右同時が持つ意味

「左を触りながら右を触ると、左の感覚がどこかへ行ってしまう」

これは、私が以前に担当した触覚性消去現象（somatosensory extinction）を呈していた患者さんが訓練で言った言葉である。この患者さんは右の視床出血により左片麻痺を呈しており、座位保持が困難なほど重度な麻痺を有していた。軽度の注意障害は生じていたものの、半側空間無視は検査からも検出されておらず、感覚麻痺はごく軽度で刺激の認識は十分に行えていた。

この患者さんに何が起きているのだろう。

この患者さんは他にも「(左右同時に触られると)左の触られている感じが遅れてきているような感じがする」と言っており、左右へ同時に刺激を加えた際に特異的にこの現象が生じていることがうかがえる。この患者さんとは別の触覚性消去現象を呈した患者さんにおいても、左右同時に刺激を与えた際に感覚が遅れてくる感じや、座位での座圧の比較が困難などといった共通した発言が聞かれた。触覚性消去現象は右側と左側の感覚を同時に認識することができないため、リアルタイムに左右の感覚情報を比較することが困難となる。これは、左右を比較することで得ることができる身体の正中、すなわち真っ直ぐ座る、真っ直ぐ立つという行為の根本の獲得を困難とする可能性が非常に高い。実際、私が今までみてきた患者さんのなかで触覚性の消去現象を有している方は非常に高い確率で正中が獲得できていなかった。これは触覚性消去現象を考慮した訓練が難しいなどの理由から行われていないからではないのだろうか。消去現象は、臨床では半側空間無視と合併して出現することが多く、行為との関係性は非常に難解である。訓練を実施していくうえで、同時刺激を選択することを熟考しなければならない。この章では、消去現象の脳科学、神経心理学的側面の話と同時に臨床での患者さんの声を解釈し、訓練に触れていく。

◉消去現象とは

この消去現象は、Loeb と Oppenheim が触覚に関して一八八五年に最初に記述し、視覚に関しては一八九九年に Anton が、聴覚に関しては一九五二年に Bender らが報告しており、その歴史は思いのほか古い。定義としては「一側のみの感覚刺激は常に知覚され問題が無いにもかかわらず、左右対称の部位の同時刺激の際は半球病巣と反対側の刺激が知覚されない現象」が周知されている。本現象は脳卒中を代表とする脳損傷患者にしばしば確認され、Heilmanらは、Neglect Syndromeの四つのうちの一つに分類している。このNeglect Syndromeは他に、半側性不注意（hemi-inattention）、運動無視（motor neglect）、半側空間無視（hemispatial neglect）があり、消去現象と半側空間無視は質的に異なると報告している。またValensteinらは、感覚消去（sensory extinction）のみでなく「左右一側肢を用いた動作は可能であるが、両側肢を同時に動かす場合に一側肢しか動かさない」という運動消去（motor extinction）も消去現象に含めて報告している。本章の最初に記した発言をした患者さんではこの運動消去も出現しており、起き上がりの際の左下肢の運動の消去などさまざまな日常生活の場面でみられていた。また他の消去現象を呈した患者さんにおいては、片手動作では巧緻性の低下は確認できなかったが、両手動作になると消去側の上肢に顕著な拙劣性がみられた。これも一種の運動消去と考えられる。

この消去現象は多くの議論が繰り返されており、Heilmanらが指摘した半側空間無視との関連や責任病巣を含む半球差、要素的・認知的消去現象の階層性など多くの問題が未だ解決されていない。これらの問題については、それを臨床において重要視するべきものとそうでないものとをセラピスト自身が分類する必要がある。これは、今向き合っている患者さんを理解しようとした時、これらの問題に自分なりの回答を持つことが重要となるからである。ただし、これは消去現象に限らないが、最低限知っておかなければならない知識は必ず存在するため、ここでは私が今まで経験したケースでの訓練のなかで、有用であった情報を簡潔に載せていくことにする。もちろん患者さんに伴い必要な情報は変化していくため、あくまで私の訓練のなかでということを念頭においていただきたい。

◉消去現象を知る

①消去現象の種類

すでに記したとおり、消去現象は各モダリティ別に存在することがわかっている。現在報告されているものは、視覚、触覚、聴覚であり、合併して出現することも単独で出現することもある。視覚に関しては、半側空間無視との関係性が長期間議論されており、現在も決着していない。しかし、半側空間無視を伴わない症例が多数報告されており、先ほどの患者さんも単独で出現しているため、少なくとも半側空間無視とは別の症状が出現することは知っておく必要がある。また消去現象には知覚の認知難易度の違いに伴う種類も報告されている。これらは要素的知覚の消去現象と複雑な認知内容の消去現象と呼ばれており、聴覚と触覚で報告されている。要素的知覚の消去現象（extinction to elementary stimuli）は一方の刺激の存在が知覚されないものであり、複雑な認知内容の消去現象は刺激の存在は両側に知覚されていても一方の刺激の言語や高次の認知に関する内容が同定できないものである。実際にどちらの出現率が高いかは明確なことは言えないが、私が今まで経験したなかでは、明らかに要素的知覚の消去現象の方が多い。このように消去現象にはさまざまな面での種類が存在するため、訓練の際には評価による分類が重要となり半側空間無視などその他の症状と分けて考えていく必要がある。

②消去現象の原因

今回は消去現象のなかでも触覚性消去現象に着目しているため、主に触覚性の原因に関して述べていく。消去現象がなぜ出現するのかということを知ることは、患者さんの何を回復していく必要があるのかに直結する。すなわち脳のどのシステムが崩壊しどのシステムが正常に近い働きをしているのかを訓練を行っていく際に考えていかなければならない。

触覚性消去現象の責任病巣においては頭頂葉に関する報告が多く、感覚面に伴うものと注意面に伴うものとが存在することが示唆される。また触覚性のみならず視覚性では視覚野、聴覚性では側頭葉の聴覚野、これに加えそれぞれのモダリティの上行路の損傷においても消去現象が出現する。これらは、感覚面における何らかのシステムの異常が消去現象を引き起こしていると考えられる。この他にも体性感覚野病変、視床病変が報告されている。また、これは空間性注意なのだが両側へ注意を向ける際、頭頂間溝や下頭頂小葉が発火し、下頭頂小葉のみ右半球の下頭頂小葉の発火がみられることが報告されている。このことから、右下頭頂小葉の損傷により両側へ注意を喚起することが障害を受け、消去現象が出現するうえで何らかの形で影響している可能性がある。

また、両側性の注意障害ではなく感覚性の障害である可能性に関して、Kobayashi らは非損傷側の上頭頂小葉による損傷側の二次感覚野の抑制が消去現象を引き起こしていることを示唆する報告をしている。一次感覚野の発火は意識には上らないことも報告している。そもそも中心後回最後部の Brodmann 2野の頭頂間溝（intraparietal sulcus：IPS）の前背壁に両側性のニューロンが存在しており、脳梁を介して両側の感覚情報の統合が行われていると考えられている。また、3b野を含むSIにもわずかながら脳梁線維が存在しており、これらは「抑制的干渉」であるとされている。この視点から、病巣反対側の刺激では、病側頭頂葉の反対側への抑制が非損傷側よりも弱いため、消去現象が生じるとしている。これらは、触覚性消去現象、特に要素的知覚の消去現象は知覚の障害であることが示唆される。だから詳しくは後ほど述べるが、消去現象は感覚麻痺ではないことを念頭に置き、訓練では注意のコントロールを言語教示にて非常に慎重に行う必要がある。これは患者さんの言語により何に注意を向けさせ、知覚し比較をしていくかを考えていかなければならない。

●臨床の手がかり

以上のように消去現象では、非常に古い文献が多くみられている。だが、リハビリテーションの世界のなかで消去現象を重んじて訓練を行うことはまだあまりない。その証拠に、半側空間無視に対する訓練は非常に多く見受けられ、症例報告も数え切れないほどになってきている。それに比べ、消去現象に対する訓練は非常に少なく、症例報告も半側空間無視とは比べものにならない少なさである。だが、症例を使用した研究は行われており、新しい知見もみられている。私たちセラピストはこれらの知見を自らの臨床に組み込んでいく役割がある。これはセラピストにしかできない。今回のいくつかの症例に対し訓練を行っていくうえで重要視したのは以下の事柄である。

①消去現象には種類が存在し分類をする必要がある

これは一般的にFinger touchやQuality Extinction Test（QET）を使用して簡易的に分類が可能である。要素的知覚と複雑な認知内容の消去現象では別の症状だと考えるべきであり、訓練も当然異なる。今回私が担当した患者さんは皆、触覚性の要素的知覚の消去現象であったが、そのなかでも症状は異なっていた。これはあくまで患者さんの発言からなのだが、最初に記した「左がどこかへ行ってしまう」という発言をした患者さんと「左の感じがぼんやりしてしまう」という発言をした患者さん、さらには「左の感じが遅れてくる」など、知覚経験が異なる現象がみられていた。これらの情報は訓練へと直結する。

②両側性注意の障害の可能性

左右両側へ同時に注意を喚起した際に、左側への注意が減弱もしくは消失してしまう可能性があるため、訓練を実施していく際に左右それぞれ片側ずつから訓練を構築していく必要がある。これは半側空間無視とは異なり、片側ずつであれば正確に左側（消去側）へ注意を喚起できることが前提であり、消去現象を呈している患者さん特有の訓練要点となる。

◉行為に潜む消去現象

私たちセラピストが訓練を実施していく時、患者さんの行為を変えていく必要がある。この行為を遂行する際に消去現象が情報構築に影響を及ぼしており、行為が変質していると考えた時、消去現象を考慮した訓練が必要となる。したがって、行為のなかで消去現象によりどのような影響があるのかを考えていく必要がある。

触覚性消去現象は自覚をすることが困難であり、本人は感覚麻痺と混同してしまうことが非常に多い。また、評価のなかで現象に関して説明や実際に自覚をもたらしても無関心な様子であることが多々みられる。これは、運動麻痺や感覚麻痺のように失われた機能のもともとの重要さ、つまり行為を遂行していくうえで比重の大きいものの喪失に関しては自覚した際に情動の働きが大きく関心を持つことが多い。しかし、触覚性消去現象のような発症前から無意識に処理されてきたものに関しては、重要性が認識困難であり、それを自覚すること自体が難しく、自覚しても無関心であることが多いのではないだろうか。だから、両側同時刺激の際に片側の感覚が消えていることを軸にそこを治していく訓練では患者さんのモチベーションは上がりにくく、学習効果は低い印象である。

本書の最初に記したように、触覚性消去現象の本質は左右の感覚情報を比較することができず、正中性の獲得が困難なことにある。しかしその他にも消去現象が行為にもたらす影響はみられていた。そのうちのいくつかを挙げていく。

- 立ち上がりの際に、片側重心偏位であることに気づくことができない。
- 両手動作時に消去側の運動が拙劣となり、また触知覚が困難となる。
- 主に起き上がり時に運動消去が出現する。

これらは私が担当した患者さんにみられており、麻痺の程度の違いはあるがすべての患者さんに共通してみられていた。正中性の未獲得と両手動作や全身動作時など身体への両側性の注意の不十分さが主な原因と考えられた。

だから、訓練において左右を比較することによる両側への注意の喚起の学習に加え、比較が可能になることで正中性の獲得を行えるような訓練を構築していく必要があった。

●消去現象への道のり

私が今まで消去現象に対する評価を実際に行い、検出されたのは五名である。これは半側空間無視を合併していない患者さんであり合併している患者さんを合わせれば三十人は超える。このことからも消去現象と半側空間無視の合併率が高く、これらは近しい現象を引き起こすことがわかる。少し話がそれたが、この五名の患者さんの解釈と訓練を記していく。

消去現象は知覚の障害が表面的に見える現象であるため、患者さんの主観的なものであると言える。そのため、患者さんの発言が非常に有用である。すでに記したとおりに消去現象による意識経験は患者さんにより異なるのだが、共通な部分も持っている。これらをまとめると以下のとおりとなる。

- 言語教示なしに同時刺激の際に消去側の感覚刺激が遅れてくることを認識できる。
- 言語教示にて注意を消去側へ喚起すると同時刺激の際に消去側の感覚刺激が遅れてくることを認識できる。

以上であるが、今回はいないが言語教示にて注意を消去側へ喚起しても感覚刺激を認識できない場合も存在する可能性はある。言語教示を必要としない場合は、より複雑的な認知内容の消去現象に近いが、消去側の知覚が遅れてきているという意識経験をしていることから別である考える必要がある。しかし、言語教示を要する場合は注意障害による影響が強いことが考えられ、より重度な消去現象だと考えられる。したがって、これらの消去現象の程度に伴い訓練を考えていく必要がある。

先にも述べたが、消去現象の主たる問題点は左右比較が行えないことである。リアルタイムに入力される左右からの感覚情報は、「同時性」という特徴があり、今自分が真っ直ぐなのか、左右対称なのかを認識する手がかりとなる。この視点から消去現象を考えていくと、訓練が「左右の感覚情報を比較する」ことを学習できる過程にある必要がある。これは、比較することでどのような情報が得られるのか、つまり正中がわかる、今の自分の姿勢が認識できるということを学習していく。左右の感覚情報を比較することに有用性を持たせていく必要があるのだ。これは、一度「同時性」という特徴を置いておき、片側ずつの感覚情報を比較するところから開始することで可能となる。この段階は最終的に左右同時の感覚刺激を知覚できるところを目標とするため常に念頭に置いておく。訓練対象とする部位としては、座圧では座位の時点で両側の殿部に接触情報が入力されているため座圧を比較することは難しいことから、目標とする行為にもよるが、手掌や足底から開始することが望ましい。この訓練を進めていき、比較を学習していくことにより、私が訓練を行った五人全員が左右の座圧を比較し、意識下であれば左右対称な座位が可能となった。つまり、注意を焦点化することで消去現象を軽減することが可能となったのである。患者さんの声の変化もみられており、「前みたいに左（消去側）の感覚が消えなくなった。でもまだ右と比べると弱い感じがする」や「比べることができるようにはなったけど、まだとても集中する必要がある」など、消えてわからなくなることは無くなったが、まだ消去現象による影響はみられていることが示唆される。この段階から徐々に、「同時性」の要素を入れていく。要するに自らが動くことで左右同時に入力された感覚情報の変化を認識し、正中の獲得を目指していく。

◉消去現象の高い壁

訓練を実施していくなかで、やはり困難を極めたのが片側の感覚が「消えている」という現実であった。消えているものと存在しているものとは比較できない。これは避けられない事実であった。この消去現象は、ある患者さんでは消去側の感覚を記憶し、それを非消去側の感覚と比較した際でも消去側の感覚が消えそうになることがあった。「右（非消去側）に触られると左の感覚を覚えていられない。逆ならできるんだけどな」。この患者さんでは、同時刺激では無いにもかかわらずイメージのなかで消去現象と同様の現象が出現していたのである。この程度は患者さんにより異なってはいたが、この現象も改善することができた。つまり、左右どちらから刺激を加え記憶させ訓練を行っても正答率は変わらず、「左の感覚を覚えておくことができるようになってきた」という場面もみられた。

座位での左右への重心移動の際の座圧の変化や立ち上がり時の両足底圧の変化など、触圧覚や接触面積の変化を認識することが次の目標となった。しかし、静止した状態での知覚では注意のコントロールが行えていたとしても、「動きながら」注意をコントロールすることは非常に難しく、消去現象が再び出現したケースも少なくなかった。ここでも患者さんの声を引用すると、「動き出すとずっと集中してるのが難しいから右と左を比べるのができない」といった発言が聞かれており、タスクが大き過ぎる可能性が示唆される。ここで、患者さん側へ言語教示による情報の手がかりを与える。注意のコントロールを言語により介助するのである。座位での左右への重心移動では、左右の殿部の接触部位や量、体幹の傾きと座圧の量の相関などに注意を向けさせ、左右の比較をさせる。この際、左右への動きは、最初は介助し行い徐々に減らしていく。このように、注意への負荷量を常に考慮し、使用する言語やモダリティなどに関しても選別しながら行っていく。経過とともに、徐々に変化がみられ始めた。立ち直り反応が出現し、座位姿勢の改善がみられ始めたのである。しかし、五人のうち一人に関しては座位姿勢の改善はみられず、正中性の獲得は不十分であった。この患者さんは、自分が初めてみた消去現象を呈した方であり、視床出血の重症例であった。麻痺の程度が重かったことはもちろん考えられるのだが、消去現象の原因が両側性への注意障害のみではなく、上行路の障害があったのではないかと考えられる。つまり、原因によりやはり訓練を変更していく必要があったのだと反省している。

◉両手動作という高次な行為

座位姿勢や立位、立ち上がりの改善がみられ、徐々に消去現象の軽減がみられてきていた。この段階で消去現象の検査を行うと、言語教示が必要であった患者さんにおいても、自ら両側の感覚に気づくことができた。Finger touch の成績も向上がみられていた。

しかし、ここで大きな問題が生じた。触覚性消去現象を呈した五名のうちの一名は麻痺が非常に軽度であったため、両手動作の評価を行うことができた。すでに少し述べたのだが、片側ずつでは拙劣さがみられないものに関しても両手になると顕著に拙劣さが出現するのである。この患者さんにおいても触覚性消去現象の改善はみられたのだが、この両手動作の改善には直接的に繋がらなかった。この患者さんにおいては、消去側の靴の踵を踏んでいることに気づけなかったり、車椅子の左側のブレーキを止め忘れたりと半側空間無視と同様の現象はみられていたが、ＢＩＴ（Behavioural Inattention Test：行動性無視検査）では検出されなかった。両手動作の改善が今後の課題となった。

◉触覚性消去現象

長い歴史のなかで、リハビリテーションの分野では着目されてこなかったこの触覚性消去現象。もちろんそれには理由がある。リハビリテーションでのＰＴ、ＯＴの目的は、表現は異なれど人の運動の獲得であると考えられてきた。しかし、この運動を外からみるだけの時代は終わったのではないか。ｆＭＲＩやＰＥＴ、さらにＴＭＳなどの研究により、人の運動という側面を見直す必要が出てきた。さらに感覚と運動との切っても切れない関係性は、この外からみると感覚の障害にみえる触覚性消去現象において行為との繋がりを考えさせてくれる。追記となるが、最近、また新しい知見を与えてくれた患者さんがいた。その方は、麻痺側上肢の管理が非常に悪く、身体失認のような現象がみられていた。私の経験上、このような症状がみられる患者さんは半側空間無視か消去現象を呈していることがほとんどであった。しかし、その方には双方共にみられていなかった。これは今後のリハビリテーションにとって非常に興味深いことである。今後のさらなる知見に繋がればと思う。■

視空間知覚（認知）障害

どう見えているのか

私は朝起きて、シャワーを浴びた後に朝食を食べる。テーブルの上にコップや茶碗、水を置き、準備ができたらテーブルの前に座り食事を始める。左手に茶碗を持ちながら、右手では箸を持ち、時おりコップを持って水を飲む。これらを難なく遂行できているのは視覚によるところが非常に大きい。私たちは視覚から多くの情報を得ており、そのなかの一つに視覚性の空間情報がある。これは目の前の物体が自分から見てどこにあり、また物体同士がどちらが右で、左で、また上で、下で、というように認識するために必要な情報である。もちろんこれらは、自分が動くため、また物体へ近づいたり、使用したりするために得る情報である。たとえば、朝、私はテーブルという空間の手前や奥、また左右を把握しながら茶碗などを配置していく。さらに、食事中においても箸で物をつまむ際に食べ物へ真っ直ぐに箸を向かわせることができる。こうしたことがなんと高度なことなのか、障害でそれができなくなった時に初めてそれを実感できるのだろう。

視覚はそのほとんどが眼球から視神経、外側膝状体を介して後頭葉にある視覚野で処理される。一次視覚野から二次、三次、四次、MT野など階層性のある処理の仕方をされながら、前方へと伝達されていく。その経路は大きく分けて二つに分かれ、頭頂葉へと向かう経路と側頭葉に向かう経路となる。頭頂葉へ向かう経路はWhere（どこ）の経路とも呼ばれており、視覚情報内の空間処理を行っているとされている。つまり、視覚で得た情報を行為へと繋げていく際に、リーチングであればどの方向にどれくらい手を伸ばせばよいのかなどの役割がある。側頭葉へ向かう経路はWhat（なに）またはHow（どのように）の経路とも呼ばれており、目の前のものが何なのか、どのように使うのか、持つのか、重いのか、軽いのかなどの情報を視覚情報から抽出していく。

これら二つのまったく異なる経路から得られた情報は、自らの行為を遂行するための運動プログラムに使用される。今回の視空間知覚障害では頭頂葉や後頭葉、特に右側が損傷した際に出現することが多い（De Renzi 1982；Grusser 1991）。失認という用語を形態認知の障害とするならば、視空間知覚と分類することができる。半側空間無視は視空間知覚障害に含まれるが、すべてが含まれるかどうかは定かではない。今回紹介するケースは非常に興味深く、視空間の深さを知ることができるように思う。

●空間を認識する難しさ

このケースの患者さんとは、発症から二年経過した時点での出会いとなった。右MCA領域の梗塞で左上下肢共に重度の運動障害に加え、触覚、深部感覚、共に重度の鈍麻が出現していた。急性期・回復期に入院していた頃に、左半側空間無視とセラピストから言われてそれを気にしていたが、私が介入した頃には本人も家族も良くなり気にならなくなっていた。訓練を開始して間もなくに触覚性消去現象がみられた。注意障害をベースとしたものであり、左上下肢の体性感覚も不安定であった。しかし、私はある一つの疑問を持つ。本症例は、座位では正中性を保ち真っ直ぐ座ることができた。しかし、立位では骨盤は左に変位し体幹は右へと大きくカーブを描くように保持されていた。これを、鏡で見てもらったのだが修正はできない。むしろ、自分の姿勢が真っ直ぐかどうか見てもわからなかったのである。通常脳卒中では視覚は保たれることが多く、視覚で確認すると真っ直ぐかどうかはわかることが多い。しかし本症例はそれが難しかったのである。線分二等分線と線分抹消試験では二等分線においては右側へずれたり左側へずれたりしたものの顕著なずれはみられず、線分抹消においてはすべて抹消することができた。しかし、自分の家の間取りを描いてもらったのだが、描けずに地誌的記憶障害もみられていた。この間取り図に関しては、今いる部屋の間取りは描けるが、位置関係や大きさなどはバラバラであり、非常に正確性に欠けていた。また、自らの左手部を見ながらとイメージで描いてもらった（図1）。すると、見ながら描いてもらったすぐ後にもかかわらず、イメージでは非常に拙劣な絵になってしまった。視覚イメージの精度やこの場合では保持の時間などさまざまな要因が考えられるが、はっきりとした原因はわからない。これらは何を意味するのであろうか。

このケースではさらなる特徴がみられた。それは、空間の意味を有する言語の理解の悪さである。たとえば「右と左の足はどちらが

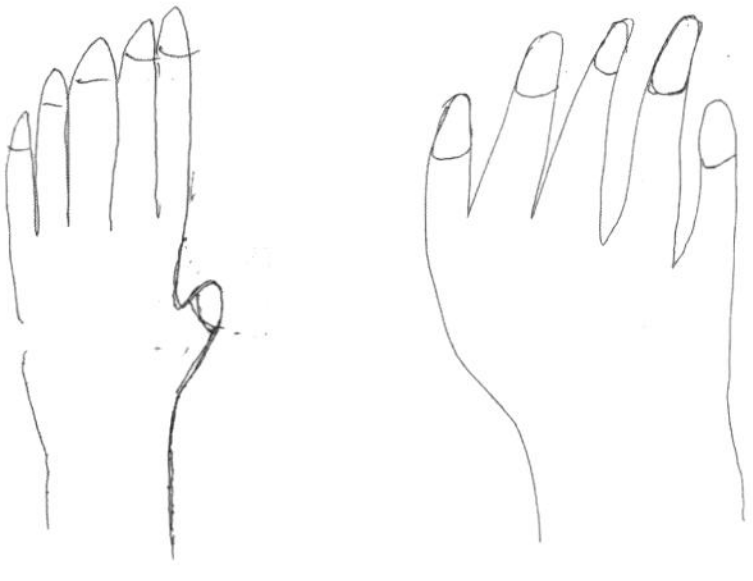

図1　症例に書いてもらった左手
左手を見ないで書いたもの（左：訓練前、右：訓練後）
訓練前：指が6本あり、母指の長さが極端に短い。
訓練後：指は5本であるが、母指の位置が他の指に並んでいる。

前にありますか」「左の膝と踵はどちらが前にありますか」などの質問をすると、「ぽかん」とした表情をするのである。日常会話や時事に関する会話などはまったく問題ないのであるが、このような質問をすると必ず困った表情をする。この状態で鏡を見て自分の姿勢が真っ直ぐなのかどうかを問うても認識できるわけがない。この空間の意味を有する言語は、関節の名称に関しても同様だと考えられる。つまり、「肩」や「膝」という言語は体という空間のなかに存在する一点なのであり、この関節を定位できないことが知覚に大きく影響している可能性が高い。これは、視覚の空間定位から波及しているのか、そもそも空間定位という能力が各モダリティに影響を与えているのかは定かではないが、それぞれが影響をし合っていることは間違いない。つまり、視覚性空間認知障害は行為へ直接影響を与え、その改善は行為を洗練化することへ繋がる可能性が高いと考えたのだ。

●空間の拡張性を意識した介入を開始する

では実際、どのように臨床に取り組めばよいのであろうか。人は目で見たものを疑うことはそう簡単にできるわけではない。認知神経リハビリテーションにおいても、視覚で確認し答え合わせを行うほどである。しかし本症例においては視覚による情報構築が難しく、体性感覚においては知覚の困難さに加えて身体に対する注意の困難さが助長し、視覚より難しい状態であった。この知覚の困難さに関しては、評価や訓練から一貫性が無く、知覚が可能な時とそうでない時がみられ、注意の影響が非常に強いのではないかと考えていた。この注意の困難さに関しては、先述したようにもし空間定位の困難さが影響しているのであればという仮説を立てて訓練へと移行していった。視覚というモダリティから介入する機会はそう多くは無いためまさに手探りの状態で開始したが、効果はすぐにみられた。訓練内容を以下に示していく。

最初にテーブル上に碁盤の目が描かれた板（以下、五目板）を置き訓練を行っていった（図2）。板を使用することで空間を規定したそのなかで、中心から左右へ同じ広さのスペースが広がるようにするために、五目板の中心線を患者さんのへその位置に合わせて置いた。最初はこの線の数を数える作業から行い、この規定された平面の空間のなかに何本の線があるのか、また左右対称の数が存在することを経験させる。次に、五目板に書かれている線に、色のついた長さが異なる棒を左側にセラピストが置き、鏡面のように右側には患者さん自らに同じ長さ、同じ色の棒を選択して置いてもらう。色や長さの違いを手がかりとして使用することが要求される。さらに、五目板に描かれた線を手がかりとできるかが重要となり、五目板全体を見回した際に、棒が置かれているのが中心から何本めなのか、また手前もしくは奥から何本めのところに置かれているのかを認識する必要が出てくる。この訓練を実施するとさらに気になることがいくつか現れてきた。一つ目は、鏡面にすることが難しいということである。これに関しては、半側空間無視においてもみられる現象であるため、特記すべき特徴ではない。もう一つが、追視には左右差は無く、線分抹消試験や線分二等分線においても問題がみられないにもかかわらず、板全体を見渡すことが困難であることだ。五目板という空間のなかでの置かれた棒と線、棒同士の位置関係を局所で判断しようとするため、特に手がかりの少ない一本目がずれるのである。このように、平面においても物体同士の位置関係の認識が難しく、これは自分の身体においても同様であり、先述したように各関節や身体部位同士の位置関係の把握を要求する姿勢の正中性の認識が困難となっている可能性が高い。この訓練を実施していくと物体同士の位置関係の認識が徐々に行えるようになり、平面上で身体を模式化

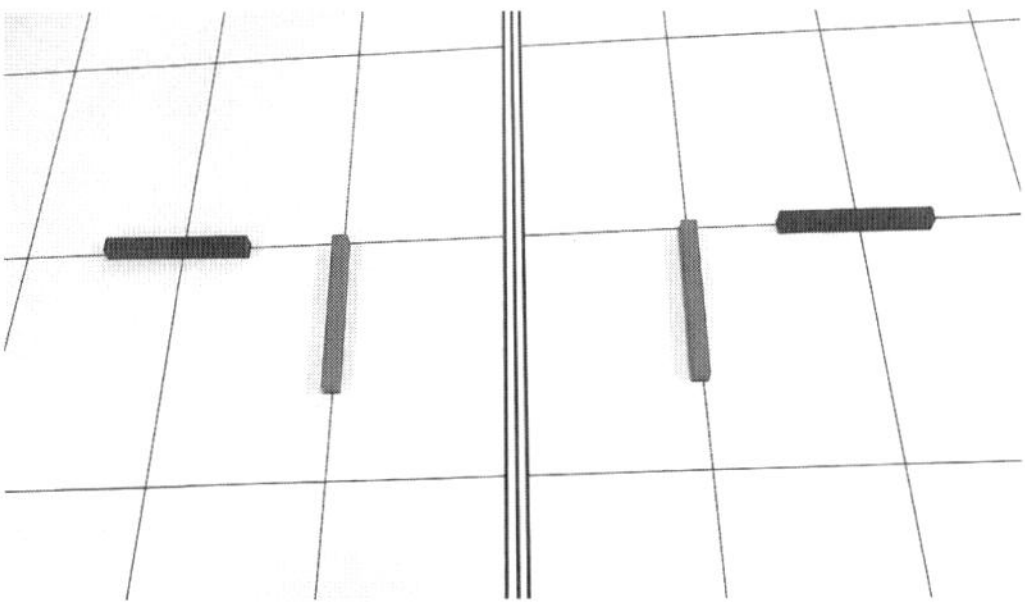

図2　訓練に使用した五目板
写真のように左右同じになるように配置していく。

し、関節や身体部位同士の位置関係を認識させていくことが可能となってきた。

この時期になると症例に大きな変化がみられ始めた。視空間による空間認識力の向上がみられてくると、左側上下肢を中心とした身体の運動覚、さらには触覚においても出現してきたのである。この変化は、訓練の幅を持たせてくれ、視覚から体性感覚へとモダリティを変更し訓練を行った。しかし始めは視覚と体性感覚をマッチングさせるような課題、つまり鏡を見ながら姿勢を認識していった。その時に、身体部位のそれぞれの位置関係や座圧などできるだけ多くのモダリティとの関係性を持たせることで、全身の感覚情報から空間の認識を行えるよう工夫した。そこから徐々に、視覚情報を減らしていき体性感覚情報の比重を増加していった。

●見え方は変わらないけど…

このように訓練を段階づけて行った結果、最終的には体幹の正中性の獲得ができた。身体的な問題だけではなくこのように外部から観察できる現象にはさまざまな原因が絡み合っている。

この患者さんに、訓練前と同様、左手部の絵と間取図を描いてもらった（図３）。するとみるからに変化があり、全体と部分の関係性、また視覚イメージの洗練化が出現していた。これらと姿勢との関係性は定かではない。関係性が無いと思うことも難しい。これはセラピストの希望的観測であることに違いは無いのだが…

ところで、この患者さんに何かが見えやすくなったかどうかに聞いたところ「何も変わりません。強いて言えば視力が落ちたことぐらい

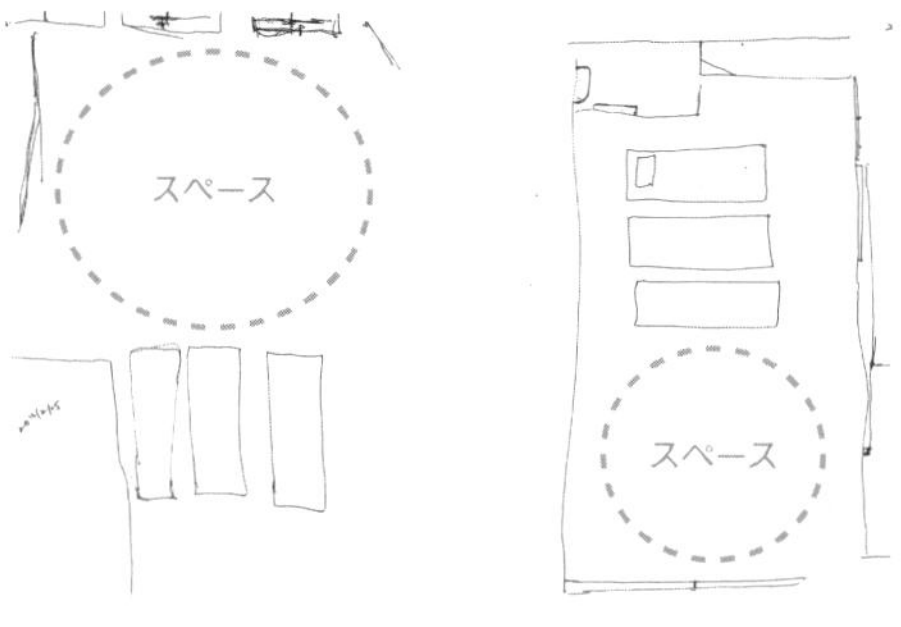

図３　間取り図（左：訓練前、右：訓練後）
訓練前は紙の向き、物の配置、空間がすべてバラバラであった。訓練後は紙の向き、物の配置はほぼ合っているものの、まだスペースが余っている。

かしら」と。しかし「でもね先生。左手と足の感じは少しわかるようになってきたの」と言ってくれた。これは家族も同じ意見であった。良くなったと思っていた半側空間無視が実はまだ残存していた。これは少なからずショックだったと思う。しかし、それに立ち向かい私との訓練に向き合ってくれた患者さんには感謝の言葉しかない。姿勢の改善から次は歩行の改善へ。症例に対する恩返しはまだまだ始まったばかりである。■

半側空間無視

左半球損傷

右半球損傷における半側空間無視（以下、ＵＳＮ）は非常に頻出であり、臨床上出会うことは多い。私自身、回復期病棟に勤めていたため、ＵＳＮは右半球損傷がその九割以上を占めていた。しかし、ＵＳＮは右半球と比較すると非常に少ないが左半球損傷においても存在している。そのほとんどは急性期にて消失するが、ごく一部に関しては残存することもある。この場合の右側ＵＳＮはどのように考えればよいのであろうか。

◉ラテラリティの問題

一つはラテラリティの問題であろう。

人は左半球に言語中枢を有していることがほとんどであるため、反対側である右半球は空間や注意など他の機能を有していると考えられている。そのため、左半球を損傷すると言語を中心とした問題、右半球を損傷すると空間や注意を中心とした問題が生じることは周知のとおりである。しかし、これはやはり統計学的にそうであるということであり、例外はある。たとえば左利きの人である。左利きも言語の中枢の約八割が左半球に存在することは「左利き」の章で説明したが、残りの二割は分散しているか右半球に存在する。その場合、右側のUSNが生じるのである。この場合に、言語とハイブリッドな障害が生じる場合と、言語には問題が生じない場合とがあり、これは言語中枢の側在化、ラテラリティの程度によるものと考えられる。したがって、長期化した右側のUSNを評価していく時、言語面の障害が存在するかどうかは非常に細かく検査していく必要がある。

私が関わったことのあるケースに、右側のUSNを呈している方がいた。この方は覚醒が低く右半球損傷に類似した症状を呈していたが、それに加えて全失語であった。理解面は徐々に改善をみせたものの、発語に関してはジャルゴンであり、意味をなしていなかった。右側USNに関しても重度であり、正中より右側へ頸部の回旋も眼球運動もみられない状態であった。聴覚に関しても同様であり、右側からの呼びかけに対してはまったく反応をみせず、大きな声で呼ぶと左側を向いてしまっていた。運動麻痺も非常に重度であり、立ち上がり時には右下肢が伸展してしまい、移乗が全介助であった。訓練は非常に難しく、担当では無かったために数回しか介入できなかったが、視覚的な誘導を中心に介入する方法しか私にはなかった…。本症例に関しては、言語中枢が左右に分散しており注意障害も混在していた。このように、右側のUSNは非常に重度な障害を引き起こすことがあるのである。

次は発症から二年経過した女性のケースである。右側USNはそこまで重度ではないが、自己身体への無視が生じており、行為を変質させるレベルであった。しかし、言語障害はごくごく軽度であり、評価においても検出はされなかった。体幹をみていくと正中性の崩れが顕著であり、まるで右半球損傷であった。覚醒もあまり良くなく、会話中に沈黙するなど外部世界との関わりが少し難しい様子もうかがえた。しかし、模倣が難しく失行様の症状もみられていた。これは、失行の原因中枢は言語中枢に依存しないことを意味しており、非常に貴重な症例である。したがって、空間性、失行、注意すべてを考慮した訓練を実施していく必要があり、非常に緻密な訓練の組織化が必要となる。本症例に関しては介入を開始したばかりであるため経過などの報告が行えないのが残念だが、今後機会があればぜひ紹介したいケースである。

このように各機能の中枢からラテラリティを考えていくと、少し症例が観やすくなるのではないだろうか。右半球の担う役割に関しては、左半球に比べて解明がされていないのが実状ではあるが、「社会脳」といった新しい観点からの脳科学の解釈などから多くのことがわかってきている。今後の情報にも注意していきたい分野である。

◉機能解離による影響

左半球損傷に伴うＵＳＮは、先述したとおり実に早い段階で消失していくケースが多い。このことから、機能解離の影響を考えられる。この機能解離は、一九〇〇年初頭に von Monakow が提唱した考えであるが、実際に損傷していない部位であっても、損傷部位と機能的に連絡を持つ部位は一時的に機能を停止するというものである。これは、自己防衛反応と解釈されており、損傷によりシステムに支障をきたした際にその障害をさらなる広範囲へと広げないようにするためと考えられている。この機能解離がもし半球間をまたいで生じるものであれば、左半球損傷により右半球損傷におけるＵＳＮに関与する領域を機能的に停止することは十分に考えられる。機能解離に関しては、半球間についてあまり言及されていないためわからないことが多いが、半球間抑制との関係でここに機能解離による機能停止が影響してくることは十分に考えられるのではないだろうか。

機能解離に関してはもう一つ考えられる。機能解離によりあらゆるシステムが一時停止した際に、その影響は脳全体へ及ぶ。そうなると、ごく一部の損傷では生じない現象が一時的に生じる可能性がある。これは、右側ＵＳＮ

が継続的に生じた患者さんの場合、その損傷範囲が広範囲であることからも考えられる。つまり、機能解離によって起こった広範囲の機能停止によって一時的にＵＳＮが生じるということである。この点に関しては、今後の報告に期待したい。

●左半球損傷に伴うＵＳＮ

以上のように、左側ＵＳＮと比較しても重症化しにくいという点や早期に消失するなどといった要因から、右側ＵＳＮはあまり重要視されてこなかった。加えて、回復期ではあまり出会うことは無く、その症例数自体も右半球と比較すると少ない。しかし、その病態は右半球損傷とは異なっており評価することすら難渋するのではないだろうか。

少ないからこそ症例の検討が必要なのである。残念ながら私はまだ数人の患者さんしか出会ったことが無い。その人たちにおいてもメインの担当ではないことから十分な介入は行えなかった。しかしこれだけ大きな印象を残すこの現象は、今後もさらなる検討が必要だと考えている。■

半側空間無視

右半球損傷

◉学生の頃の自分の目に映る無視

目の前にいる患者さんに何が起きているのだろう。常に右側を見て、一箇所をじっと見つめ、私の話などまったく興味が無いように振る舞う。この患者さんに自分は何ができるのだろうか…。初めてこの症状を見たのは私がまだ学生の頃である。初めての臨床実習で緊張していた私は、バイザーの先生と共に患者さんのベッドへと向かった。急性期病院であったため状態は安定していなかったのだが、その患者さんはベッド上端座位にて常に右側を向いていた。セラピストは左から話しかけているのに、右側から話しかけられているような姿勢であった。学生ながらも私は「これは何なのだろう…本当に無視しているじゃないか」と。それから、臨床家として病院に勤務していくなかでこのような症状には数え切れないほど出会った。とはいえそれは一様に同様の症状ではないことから、その捉えどころの無さは常に臨床の悩みとなっていった。

半側空間無視（unilateral spatial neglect：以下、ＵＳＮ）。高次脳機能障害の代名詞でもあるこの現象の歴史は非常に古い。この症状をHeilmanは、「大脳半球病巣反対側に提示された刺激を報告する、刺激に反応する、与えられた刺激を定位する（orient）ことの障害であり、感覚障害、運動障害では説明ができないもの」と定義している。

ＵＳＮは右半球損傷で生じることが圧倒的に多く、約八割強が左半側空間無視である。ＵＳＮのメカニズムとしてはさまざまなものが考えられてきた。方向性注意障害説（Mesulam 1990）、方向性運動低下説（Heilman 1979）、表象地図障害説（Bisiach 1978）らが主であるが、どれも混合して出現する可能性が高いとされている。右半球は「劣位半球」と呼ばれており、脳卒中などにより損傷すると非常に摩訶不思議な症状を生じることが多く、その代表がこのUSNである。とても難解なこれらの症状はその人個人に変質を引き起こし、ただ半側の空間を無視しているという外部の観察からでは理解することは不可能であろう。だが、この長い歴史のなかで脳科学を中心とした科学の発展に伴い「なぜこの症状が生じるのか」という原因はおおむね解明されてきてはいる。しかし、臨床でふとUSNを呈した患者さんと向き合うと戸惑うことが多いのはなぜなのだろう。原因はほぼ解明されたと言ってもよいほどわかっているのに、リハビリテーションの現場では難渋するのだ。もちろん病態自体が難しいこともあるが、やはりUSNという症状ではなく「USNを呈している人」と捉え訓練することを考えると、臨床はいきなり難しくなるのではないだろうか。

USNにはいくつかタイプがあることがわかっている。立脚する視点によって分類の方法はさまざまなのであるが、やはり自己中心座標系（egocentric）の無視と物体（他者）中心座標系（alocentric）の無視の二つの分類が最もメジャーであろうか。USNを座標系という観点から分類を試みると、いくつかの座標系が報告されている。本書では簡単な説明にとどまるが、詳細は成書を参考にしてほしい。それらは、①自己（身体）中心座標系、②物体中心座標系、③頭部中心座標系、④肢中心座標系などである。これらは、USNを視空間認知の面から分類しており、左を「見ない」「見られない」「見ても知覚できない」などが重要となる。しかし「空間」には身体空間、聴覚空間、嗅覚空間などさまざまな空間が存在するため、各モダリティ別に評価を実施する必要がある。これらは私が経験した患者さんから得た考え方なのであるが、その患者さんは生まれつきに右側の聴覚が失われていた。つまり、すべての聴覚空間からの感覚情報を左側の聴覚から得ていたのである。そして、右の被殻を中心とした出血に伴い左半側空間無視を呈し、視空間認知は自己中心座標系の無視が存在していたのであるが、聴覚に関しては左側の空間に関しても右側と同様に刺激の位置を定位することができた。しかし、音の鳴る方へ「向く」ことや「手を伸ばす」ことができなかった。つまりこの方の治療をきっかけとして、座標系の分類に加えて他の障害の分類をそれに掛け合わせることが臨床上、必要なのではないかと考え始めたのである。

◉自分が臨床のなかでUSNを理解していくために

詳細は成著を参考にして欲しいのだが、Verdonらが行った研究でUSNを机上検査、損傷領域、症状から三つに分類したものがある。

①知覚性無視：下頭頂小葉・縁上回の損傷で、線分二等分検査・文字読み検査で左側を見落とすタイプ。
②対象・物体中心の無視：側頭葉海馬傍回の損傷で複合語の読み障害が出現するタイプ。
③探索・運動性無視：下前頭回・背外側前頭皮質の損傷で、線分抹消試験で左側を見落とすタイプ。

これらが損傷部位、机上検査、症状から分類をしたものである。これらはUSNを理解していくうえで非常に重要であることは間違いがない。臨床ではできる限り多くの、かつ正確な情報が必要となる。しかし私たちセラピストは、一人の人に対し訓練していかなければならない。そこで、今まで見てきたUSNの患者さんを、訓練を行っていくうえで有効となりうる方法で非常に大雑把ではあるが分類した。USNを呈した人に対し訓練を実施していく時、どのように無視しているのか、どこまでなら無視せずに処理できるのかが重要となる。これを、正中という概念から、片側もしくは両側という分け方をして考えた。損傷部位や机上検査との関係性に関しては不十分であるため今回は述べない。あくまで観察と追視や体性感覚検査などを中心に分類を試みているので了承していただきたい。

①最も重症度の高いライトネックを伴うタイプである。これは、左からの呼びかけや左半身への刺激などに対しまったく反応を示すことは無い。反応がみられたとしても、右側から与えられた刺激と判断したり、さらに右側を向いたりなど適切な反応をみせることができない。また、左側へ正確な追視や頚部・体幹の回旋を行うことができない。

②右側を向いていることが多いものの、左側の刺激へ注意を向けることができるタイプである。①とは異なり、追視を行うことがある程度可能であり、身体への刺激や呼びかけに対しても左側から来たという認識ができることもあるが十分ではない。

③最後が左右両側へ注意を向けようとした際に、左側を無視してしまうタイプである。消去現象を半側空間無視に分類するのであればこのタイプであろうか。これは、左側への注意は左単体であれば可能であり、刺激への対応、追視もほぼ行うことができる。

以上が、私が臨床のなかでUSNを呈した患者さんに対し訓練を行っていくなかで有効であった分類である。おそらくこれらに当てはまらない患者さんもいるであろう。その時はまた分類を再考し、この分類をアップデートしていきたい。

◉私たち「人」と存在する「世界」

私たちセラピストは、これらのUSNを呈した人と向き合い、しかも行為を変えるために訓練を実施すると考えた時どうすればよいのだろうか。ここには最大の壁がある。それは、半側空間無視はただ片側の空間を無視しているだけでは無いということである。ある患者さんは、三年前に脳梗塞により左片麻痺と物体中心座標系のUSNを呈し、左側を認知できない状態で三年間生きてきた。自分は左が見にくいことも気づきにくいことも、そして左半身が自分のものでは無い感じがすることも、リハビリテーションを実施するなかでセラピストに指摘されていたし、また左身体が物にぶつかることから自分でもそれを「知った」。そして生きていくためにこの患者さんはこう結論づけたのである。

「左の世界は無いものとして考えている」

これは、USNを表すには非常に的を射ているのではないだろうかと思う。それと同時に、空間ではなく世界と表現しているところにリハビリテーションの活路があるように思う。

患者さんの言う世界とは何なのだろうか。私たちは行為により得た知覚を通して世界を知る。これは自己という世界と外部に存在する世界の情報である。そこにテーブルが存在し、その上にはコップがある。これらは視覚や体性感覚、記憶や経験により存在が決定づけられ私たちはそこに存在していることを「知る」ことができる。幼少期の頃から少しずつ少しずつ構築されたこの世界は、いつしか私たちのなかで揺るぎのないものとなり、疑うことすらない。「そこ」に必ず存在しているものとして既知となる。その左側の「世界」を失うということがどういうことなのか。ここを想像せずにUSNを呈した患者さんと向き合うことは非常に難しいように思う。

私たちが外界の世界を知る時に必要となるのが、感覚であり知覚であり認知である。これら無しでは不可能である。見る、触れる、聞く、嗅ぐことを通し経験することで、世界を知ることができる。ではUSNを呈した人はこれができていないのだろうか。そうでもないかもしれない。有名な研究ではあるが、USNを呈している（おそらく物体中心座標系のUSN）患者さんに対し、家の写真を見せた。一つは何の変哲もない家、もう一つは左側から火が上がっている家である（図）。これらを見た後に、「この二つの家に違いはありますか」と質問すると「ありません」と回答した。この研究の面白いところは次の質問である。「住むとしたらどちらの家が良いですか」と聞いたのである。するとほとんどの人が、火が描かれていない方の家を選択した。これは何を意味しているのだろうか…。ＵＳＮは外見から予想できるよりももっと複雑な症候なのかもしれない。

もう一つ考えておかなければならないのが、自己身体からの距離である。

すべてのタイプのＵＳＮの患者さんを示すことはできないが、二人の患者さんを紹介させていただこうと思う。

●空間モザイクによるＵＳＮへの介入

一人目は先ほど簡単に紹介した患者さんであるが、右視床を中心とした広範囲の脳内出血を発症し、ＵＳＮを呈した症例である。この人の特徴は、右側の聴覚が生まれつき失われており、七十年間左側の聴覚のみで聴覚空間を構築してきた点である。そもそも空間は視空間のみではなく身体空間や聴覚空間などから構成されており、これらがモザイクのように混ざり合って空間が構成されている。これは認知神経リハビリテーションの創始者Perfettiが Paillardを引用して表現したものである。したがって、半側空間無視における空間をこのモザイクとして捉えるならば、やはり視空間のみではなく他のモダリティから介入することで改善しうる可能性がある。本症例では、長い間左聴覚のみで情報構築してきたという経験があるため、ＵＳＮを呈した状態であっても左聴覚空間からの介入が有効である可能性が高かった。しかし聴覚空間からの介入で視覚空間、さらに身体空間の改善が現れるかどうかはこの段階ではわからなかった。つまり仮説段階である。

始めに聴覚空間からの介入として、閉眼にて鈴を頭部の前後左右上下にて鳴らし、これを認識した後に回答してもらう評価かつ訓練を行った。また、聴覚空間から視覚空間、身体空間への転移を図るために回答方法に少し工夫

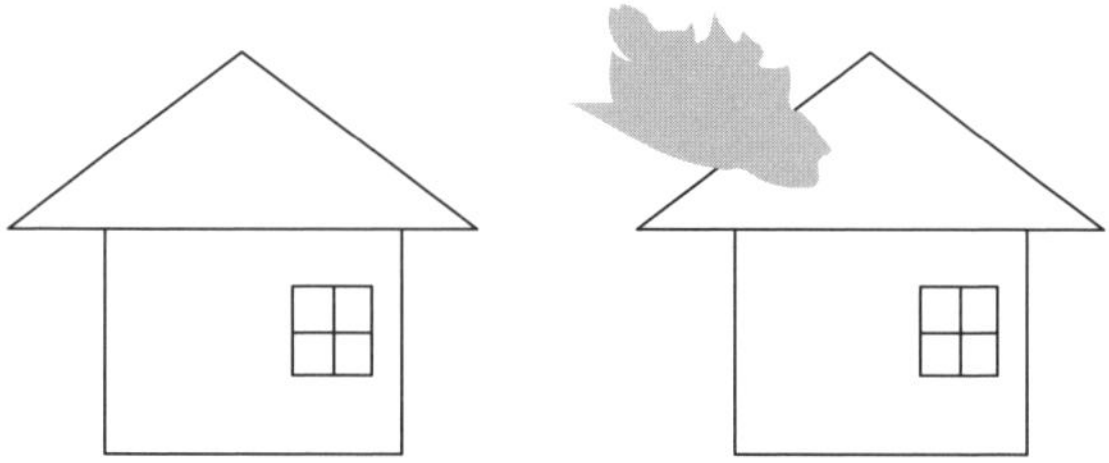

図　USN患者は、火に関して認識することができなかったにもかかわらず、住みたくないと判断した。

した。一つはシンプルに言語にて回答してもらう方法。次は視覚空間へ繋げるために、鈴の音が聞こえたら音源へ向いてもらうのだが、この時に眼球や頸部、体幹の運動の割合などに注意しつつ観察した。音源へ向いてもらった後に開眼し、目の前に鈴があるかどうかを問うた。最後に身体空間では手が届く範囲で鈴を鳴らし、非麻痺側上肢にて音源へとリーチングをしてもらった。言語にて回答する方法では、まったく問題が無かった。つまり、聴覚空間に関しては方向定位の障害はみられなかったのである。次に視覚空間と身体空間だが、これらは右側へのずれがみられており、リーチングでは左側への動作が非常に拙劣であった。つまり、Verdonの分類では三つ目の探索・運動型、私の分類では②にあたる。そこで、この鈴の訓練を少し変えてみた。知覚が有効なのであれば、視覚への転移は行いやすいのではないかと考えた。視覚は眼球運動により視野が変化し、さらに頸部・体幹の位置などの影響も著しい。つまり、視覚は運動により非常に細かく制御されていると言える。本症例は追視に関しては左側への追視が不十分であったものの、不可能ではなかった。そこで、閉眼した状態で顔の正面で鈴を鳴らし眼球のみで音源を向いてもらった。この時、閉眼下で眼球を動かすために聴覚にて音源を定位し、その情報をもとに眼球を動かす必要が出てくる。これを何回か実施したのだが、効果はすぐに現れた。最初に現れたのは視覚空間の左側への広がりであった。追視の範囲が大幅に広がり、頸部・体幹の左側への回旋もみられ始めた。さらに、左身体へのポインティングや着替えの際の左上肢の探索などさまざまな効果がみられた。つまり、他モダリティでの空間はそれぞれに相互作用しており、介入の視点から有効である可能性が考えられた。本症例は自己中心座標系の無視であり、左側の聴覚以外の知覚をもとに左側を探索、また左側への運動が困難であったことが考えられる。しかし、追視が不十分であるものの可能であり、これらの要因が今回の治療が有効であった可能性が高い。

◉「左側の世界は存在しないと考えている」

この言葉がある患者さんの言葉であることは先ほど述べたとおりである。このケースは発症から約三年が経過しており、脳画像が見られなかったために損傷部位の詳細は確認できないのだが、重度の左片麻痺を呈していた。それに加え、USNを呈していたにもかかわらず常に顔が左側を向いているという特殊な姿勢であった。また歩行時に左身体がぶつかった時ではなくぶつかったことで前に進めなくなることで、左身体が何かにぶつかったことに気づくというのである。この患者さんは自分がUSNを呈していることを知っていたのだが、興味が無いのである。つまり、左側の世界が失われていても、何も違和感が無くなってしまっていた。

右半球損傷にしばしば出現する症候に、病態失認・身体失認などの失認症がある。これらもとても不思議な現象なのだが、実に興味深く、病態失認に関しては病態無関心とも呼ばれていた。人は自己を保つためにはたとえそれが非現実的なものであったとしても現在の自分の状況に対して答えを出す。その結果、私たちのいる現実と患者さんのいる現実との間にギャップが生まれ、私たちはそこに「奇妙である」という感覚を持ってしまうのである。この状態では、治療に入ることは難しい。つまり、なぜそう考えるのか、感じているのか、判断したのかなどを科学的に詰めていく必要がある。左上下肢の感覚麻痺により、「自分の手とは思えない」と感じたり、突然の発症に伴い身体の変化についていけず「自分は昨日とまったく変わりません。歩けますよ」と病態に対する認識が低下する。これらは説明を聞けば納得できるかもしれないが、いざ臨床のなかで理解するとなるとある程度の視野と知識が必要になるかもしれない。

ではこの患者さんには何が起きているのであろうか。発症から数年経過した患者さんでは、病態の固定に伴う二次的な障害が生じると考えている。つまり、半側空間無視という病態が患者さんのなかで安定した状態のまま生活を送るとする。病態的に左側へ注意が向きにくい状態が左側へ注意を向けずに行為を遂行することを学習した状態へと推移していくのだ。これらを考慮し訓練を実施していく必要があるのだが、実際の訓練内容は大きくは変化しない。この患者さんにおいても、最初に実施した訓練は、背臥位でベッドに対し真っ直ぐに寝られるかどうか、また全身に柔らかいスポンジと硬いスポンジを当てていき回答させるという非常にシンプルな訓練であった。しかし、左側への感覚に注意し、それが硬いのかどうかを判断するということは、日常生活では行われることのない認知課題である。さらにこの患者さんに関しては、左の感覚はまったくわからないと言っていたにもかかわらず、硬さの識別を行うことができたのである。感覚があるかどうかという検査には大きな落とし穴があることを私たちは知っておく必要がある。

話を戻そう。この全身にスポンジを当てていく訓練後に起き上がってもらうと、本人が「すごく起き上がりやすい。何したの？」と言ってきた。観察からも体幹の回旋が出現し、スムーズに行えていることはわかったが、本人からこのような言葉が出てきたのには驚いてしまった。それほど左側の身体へ注意するということがこの人にとっては重要だったのである。この人は左へ注意喚起することが可能だったために変化がみられたのだが、この訓練に至るまでの過程が重要であったと考えている。

◉病態仮説から訓練までの難しさと重要性

ここまで述べてきたＵＳＮの捉え方や訓練への繋げ方、さらにＵＳＮを呈している「人」という捉え方の難しさはまだまだ不十分である。しかし、これらによって変化をみせる患者さんも少なくない。今後多くの患者さんに出会い、悩み続けると思う。しかし、それがセラピストとして道を歩む私の姿だと思う。■

身体パラフレニー

自分の身体ということ

「見ていると、先生は私の手を触りながら、これは誰の手ですか？と質問をしてくる。だから私は答える。それは私の手です。でも、触っている感じはわかりません、と」

これはある患者さんが語ったことだ。「触れている」ということがどれほど「自分であること（自我）」に深く関わっているかを想像しつつこの言葉の意味を読み取っていくと、見えていることに触っている感じが伴わないということは、自分であるということを揺るがすほどの出来事なのではないかと思う。そこに在ることが当たり前な「感覚」は、それが無くなったり弱くなったりした時に初めて、その存在が現れるように思える。これを語った患者さんは、まだかろうじて自我が保てているように思えるが、次の、別の患者さんとの会話はどうだろうか…

私「これは誰の手ですか？」

患者さん「その手ですか？　私の孫です。可哀想に…」

私「ではあなたの手はどこにありますか？」

患者さん「…その辺にあると思います。」

この会話の方が違和感を覚える人が多いだろう。自分の手を忘れるということはまずあり得ないし非現実的であるのだが、言っている本人はいたって真面目である。この発言は、人間が非常に多くの可能性をもった生き物であると共に、その可能性というものがどれほど繊細なあり方でかろうじて繋がっているかということを教えてくれる。触れている感じという感覚を失っているにもかかわらず、自分の手であるという自己所有感を持っていられるのは、自分が今まで生きてきた経験が非常に大きな意味を持っているということであろう。鏡を見て自分の体を知り、身体測定で自分の体を知り、走ることで自分の体を知り、物に触れ、時には人に触れることで自分を、人を、そして物を知る。今まで経験したことの中心にはいつも「自分の身体」が確実に存在している。これは紛れもない事実であり、生きていくことの核であると言ってもよい。その神経基盤には、運動や感覚、学習などさまざまな要素が絡み合っているが、それだけではない。自己所有感を保ち自己を保つためには、今の自分を「受容」しなければならない。脳卒中を発症した後、動かない、感じない身体を目の当たりにした時に、「自分に何かがあったこと」を認める必要がある。しかし、側頭葉のある部位を損傷すると「これは自分の手ではない。動かない、感じないはずがない」という結論を出すことがある。認めないことで自己を保とうとする。それがたとえ非現実的であったとしてもだ。

触っているのが見える⇩しかし触れている感じはない⇩今見えているのは自分の手ではない、ということになる。しかし、脳卒中の患者さんの話を聞いていると、最初は皆、麻痺側の上下肢を「自分の手ではないような感じがした」と言っている。ここからこの障害の受容の可否がどうして起こるのかははっきりわからないが、リハビリテーションにおいて非常に重要なウェイトを占めることは間違いない。つまり、ここにはセラピストが立ち向かうべきものが存在している。

●自己所有感

皆は今、本を読んでいる。その本を持っている手が、そのページを繰っている手が自分のものであるという認識は、どこから生まれてくるのか。自己所有感は自己の形成に非常に重要であり、「自分の身体が自分の〝もの〟である」という基盤を形成している。この自己所有感に関しては多くの研究が行われており、さまざまな見解が存在している。そのなかでも、身体所有感には視覚と体性感覚の統合が重要であるという見解が有力である。ラバーハンド錯覚という現象がある。この現象は視覚と体性感覚の整合性がいかに自己所有感に重要であるかを明確にしてくれた。しかし、これだけでは体性感覚が著しく低下した症例においても自己所有感が保持できている症例とできない症例があることを説明するには不十分である。実際、先述したように脳卒中患者のほとんどが早期の段階では自己所有感の低下を話していたため、体性感覚と視覚の不整合が重要なファクターであることは間違いがない。ではそこから身体失認や言語による表現を伴う身体パラフレニーのような自己身体に関する障害がみられる場合、何が問題なのであろうか。少し視点を変えてみよう。

◉それは私の手じゃないわ

ここである一人の患者さんを紹介したい。この女性は左の視床から頭頂葉の下部までの広範囲の脳内出血を発症し、約一年が経過していた。初めて出会った時、すぐに目線に違和感を感じ、右半球損傷であることを知った時にはUSNを伴っていることがわかった。さらに左上肢に関して「これは孫なの」と話してくれた。いわゆる身体パラフレニーである。本章の最初に記した会話はこの人との会話であるのだが、実際に見ているのにもかかわらず自分の手ではないと言う。また彼女は自分の手を「孫の手」ではなく「孫」と擬人化している。もちろん孫の手と言う時もあれば、自分の左肘を触ってくださいと言えば触れることもあり、非常に不安定な状態であった。ただ一つ気になったことが、自分の手を孫のように扱っている時だけ感情が揺れる、つまり笑ったり泣いたりするのである。バンザイをしてくださいと言えば右手だけを挙げ、

「左手は挙がっていますか」と聞くと、

「挙がっています」と体幹を動かし始める。

「左手はバンザイできますか」と聞けば右手を挙げる。

一見支離滅裂なやりとりに感じるかもしれないが、彼女のなかでは「自分の左手はいつもどおり動かせる」という自己を保つために必死なのである。このまま左手に関する記述を聞いていったとしても有用な情報を得られないと判断し、ここまでとした。

身体失認や自己身体半側無視、そしてこのケースのような身体パラフレニーとは明確には分けることはできないが、彼女と接しているうちにあることに気づいた。身体パラフレニーでは積極的に左半身の、特に上肢に関する記述をしてくる。つまり、言語化することを積極的に行うのである。もちろん言語を司る左半球が優位に働いていることは関係しているが、身体失認や自己身体半側無視ではこのような言語の運用はみられない。聞いていけば類似した言葉は聞けるかもしれないが、身体パラフレニーのように積極的に言語化してくる様子はやはり特徴的であり、特記すべき項目である気がしてならない。半側身体失認は二つに分類することができる。身体失認が本人に意識されているか、あるいはされていないかである。認識できないことを失認と定義づけているなかで、さらに意識されたか否かによって分類しているためにやや違和感を覚えるが、私のなかではこれは非常に理に適っているように思う。通常の身体失認では、失認側の身体を「無視」しているためにこれを認識することは非常に難しい。視覚で捉えても同様であり、体性感覚の障害を引き起こすきっかけともなる。これが意識されない身体失認であるが、このケースを説明するには不十分である。そこで「意識されている」身体失認である。これは、片側の身体が「ある物体として」意識されている状態であると言えるだろうか…意識されてはいるが身体であること、それも自分の身体であることを認識することはできない…先述したように個人差があり、どのように言語化されるかは決まらず、誰かの身体の一部であったり物であったりする…けれども、意識されているからこそ言語化され、表出され、違和感を訴えるが、自己のなかで整合性を保つために非現実的な認識となっていく…まさにそうではないか。であれば、訓練をどう行っていくべきなのか…

◉細分化

現在、身体失認に関しては身体図式もしくはボディイメージの崩れが大きな影響を与えているとされている。しかし、身体図式そのものが仮説として捉えられることもあり定かではないなか、リハビリテーションにおいては感覚入力による身体図式や身体空間認知の再構築を図ることが多い。有効であるケースも確かにいるが、感覚の認識自体が困難なケースでは非常に難しい。患者さんにその時点で起きていることを言語で説明しても意味は無く、言語化しても自分で違和感を訴えていないことから、自分に「何が起きているか」が理解できていない可能性が高い。自己所有感を改善させるためには触覚だけでは不十分である。つまり、触覚と視覚の統合が非常に重要であり、訓練においてもそれが必須となる。しかし、最初から視覚と体性感覚を統合させるのでは患者さんにとっても負担が大きく、自己身体への注意の問題も出てくる。そこで、まずは自己身体へ注意を焦点化する訓練が必要となる。ただ「集中してください」では難しく、触覚の種類や触れている場所の空間性の定位を求めていく必要がある。ここで一つ疑問が生まれるのだが、どこまでを言語化させるかである。リアルタイムで入力される感覚を言語化するまではよいのだが、その感覚が生じているのが自分の身体であるという不変の事実を聞くべきかどうか。聞かなくても学習が生じるのかどうか…など問題は多い。

このケースに関しては、閉眼で体性感覚（触覚）に注意を向けさせ、問いを出していった。すると徐々に回答率が向上し、左側へ注意が持続するようになってきたのだが、開眼するとすぐに視覚に頼って注意が散漫となり、体性感覚への注意は困難となる。しかしこれも、閉眼にて訓練を実施した後、開眼で同様に左側の触覚を問うと注意が持続するようになる。つまり、外部環境による影響が非常に強く、覚醒においても変化する。常に外側へ向かって志向性を持つことは実は難しく、注意を非常に必要とすることであることをこのケースは教えてくれる。感覚刺激は入力され続けるが、それを意識するためには実は多くの注意を要するということである。このケースにおいては覚醒が不十分であり、閉眼することで、彼女が最も信頼をおいている視覚情報へ使用されていた注意の容量を体性感覚へ使用できるようになった。視覚と体性感覚との間の注意分配が可能となることが、当面の目標であろう。

介入当初では、視覚で自己の左側身体を視覚にて確認しても、それを触覚と統合させようとしても「それは孫の手よ」と失認がみられ、それが言語化されていた。しかし、訓練後は視覚で確認しても、体性感覚と統合させても、自己身体であるという意識が生まれた。これを敢えて改善と言う気はないが、覚醒や注意の面から介入することがこのケースでは失認に対して有効であった可能性は高い。覚醒が低く注意の運用が不十分であることが、体性感覚情報と視覚情報を中心とした知覚系の情報の整合性を失わせていたのではないか。それに加えて、外部環境が覚醒や注意へ与える影響が強いために訓練効果が出現しやすかったのではないかと考えられる。

◉効果を持続させるために…

一度の訓練で大きな変化が現れることがあったとしても、この効果は一時的であったり、すぐに戻ってしまうことがある。この壁をどう乗り越えるか、ここを考えなければ意味がない。訓練により著しい変化がみられるということは、改善可能性があるということであり、このケースの場合には週に一回、多くても二回の介入頻度であることからも家族や家の環境の変化などの協力が必要となる。訓練は行為の一部であり、環境との相互作用から情報が生まれる。自分の身体へと注意を向けることの有用性を患者さんに与え、訓練以外でも注意の運用を図る必要がある。これは非常に難しい。今後さまざまなことを試しながら、患者さんにとってどういった方法が有用なのかを考えていく必要があるのだが、…今のところまだそれは見つかっていない。

◉失認の言語化

自己所有感という、非常に哲学的とも言える「自分の身体の感じ」の喪失は確かに存在しており、これが意識されているか・されていないかによって患者さんの様子を観察する時の症状の見え方は異なってくる。この見極めは非常に重要であり、訓練にも直接的に影響を及ぼすことを今回のケースで気づいた。リハビリテーションにおいて「学習」という観点から気づきがあること（アウェアネス）は非常に重要視されているが、自己所有感の喪失に正しくない状況で気づくことは、身体パラフレニーへと形を変えていく。人が一度気づいたことはたびたび無意識的に意識へ上り、言語へと形を変え、これが「自分の手ではない」という内容になる。この現象に対してどのように介入できようか、あまりに突然の現象に戸惑うセラピストは少なくないのではないだろうか。そんな時にこの治療経験が少しでも手助けになればと思う。

セラピストが目指していることは、患者さんの手がその人本人のものになることなのだと思う。■

着衣失行
さまざまなところに潜む空間

●空間という意味の深さ

学生の頃、左右の半球損傷によって生じる高次脳機能障害について理解すべきことを覚えている時に不思議に思ったことがあった。左半球損傷に主にみられている失行症であるが、着衣失行のみが右半球損傷において出現するということが私にとって不思議でしょうがなかった（構成失行も存在しているが、近年においては構成障害と呼ばれることが多いため、ここでは着衣失行のみとする）。正直に言うと、学生の頃の私からすれば失行症はすべて左半球損傷においてみられたほうが覚えやすかったという程度であったのだが…。その時はなぜなのかということを突き詰めることはしなかったが、実際に着衣失行の症例を目の当たりにするとそうも言っていられなくなった。

空間という言葉は、非常に深く、そして広い。リハビリテーションにおいて「空間」が使用されるのは、その多くが高次脳機能障害においてであり、特にUSNのように視空間での問題が中心となる。私たちが日常生活において空間を意識する場面に関してもそのほとんどが視空間であり、今いる部屋が広い、狭いなどの認識は視覚によってなされている。しかしその他にも、今通っている道が狭いか広いか、ベッドが狭いか広いかなど、自己身体と外部環境を比較して空間を認識することもできる。これは視覚だけではなく、いわゆる体性感覚によって構築されたボディイメージとの比較によってなされている。また、スポーツの世界においてもサッカーやバスケットボールではコートに「スペースがある」などというように空間という概念が使用されているが、この場合においても、視覚からの判断でここには何人かの人の位置関係から空間ができているといった形で認識している。

このように、「空間」という言葉はさまざまな場面で、またさまざまな対象に対して使用されており、この空間の処理をするのが右半球であるとされている。たとえば、閉眼した状態で、肘関節を伸展した状態で指先によって空間に円を描くとする。この時に描いた円の大きさや形はどのように認識されるのであろうか。右上肢で正面に円を描いている時、「自分の身体の正面」という空間に「円という空間を持ったものを描いている」という認識に加え、「自分の描いた丸の内側の空間がどれくらいの広さなのか」という認識が円という形と大きさの識別には欠かせない。この場合、肩関節で円を描いているために肩関節がどれくらい動いたのかということを正確に情報処理する必要がある。実際に行ってもらえればわかるのだが、閉眼しているにもかかわらず、自分が描いた円がまるでそれを視覚で捉えているかのようにはっきりとわかるのではないだろうか。これは、肩関節の運動覚を中心とした感覚などを統合し、その情報を視覚イメージへと変換しているのであるが、この時に行われている情報処理の内容はすさまじいであろうことが想像できる。

これとは別に、たとえばA４の紙に自分の名前を書いたとした時に、紙いっぱいにバランスよく描く時にも紙という空間と自分が書いた文字の空間的な配置の情報を処理する必要がある。たとえば私の場合、「唐沢彰太」という文字を書く時に、紙のどの位置からどのくらいの大きさで書いたらこの四文字がバランスよく配置できるのかという予測が必要であり、やはりこの時も空間が重要となる。このような空間は常に日常生活のなかにあり、机の上の物の配置や部屋のなかに置く家具の配置などは、自分の居住空間をつくる際の重要な空間的要素となる。

ここまで説明してきた「空間」とはまた異なる性質を持っているのが着衣失行ではないだろうか。この空間と着衣がどのように関係しているのかを自分の臨床経験を中心にして考えていきたい。

◉服が持つ複雑な空間

皆は上着を着る時に、服のどこを持ち、どちらの腕から通すのか、ほぼ決まっているのではないだろうか。私の場合、シャツの襟の前の部分を左手で持ち、そこに右腕を通した後、襟を右手に持ち替え、左腕を袖に通すという順番で着衣を行う。Tシャツであれば、先に頭を通し、左右の順番で着ることが多い。この時に空間として浮かびやすいのは、腕を袖に通す時であろうが、実はそれだけではない。着衣だけではなく、服を畳む際にもこの空間処理は行われている可能性が高く、これによって綺麗に畳めるかどうかも左右される。

服はそれが不定形であることが最も特徴的であり、着衣失行においては、Tシャツのようなかぶり物よりもシャツのようにより形が変化しやすいものにおいてその症状が顕著になる。今自分が持っているのはシャツのどの部分なのか、今から腕を通そうとしているのは左右どちらの袖なのかなど、服全体を認識したうえで着衣は遂行されるため、空間的な処理が非常に重要となるのである。

私が出会った患者さんは、右頭頂葉下部に梗塞を呈した症例であり、発症から一か月半が経過していた。運動麻痺はごく軽度であり、フリーハンドでの歩行がふらつきがみられるものの可能なレベルであった。やや構音障害がみられるものの聞き取りにはほぼ問題は無いレベルであり、コミュニケーションも良好であった。一見軽度の片麻痺に見えるこの人は、着替えることができなかった。私が服を着るように促すと、服の裏表もわからずに強引に袖に腕を通そうとする。着られないとわかると不思議そうに服を見つめ、もう一度脱いでみるのだが、それからどうしてよいのか見当もつかないのだろう、また間違ったところから着始めてしまうという繰り返しであった。この人にフェイスタオルを畳んでもらうと、一度は捻れるように畳んでしまうが、その点は自分で気づくことができたために修正が可能であった。しかしこのタオルをさらに大きなものにすると畳むことができなかった。明らかに空間処理ができておらず、構成障害もみられていたために、閉眼で手に小さいボール、四角い積み木、筒状の積み木を握らせ、今何を握っているのかを問うたのだが、ボール以外は回答することができなかった。これは、視覚以外でのモダリティにおいての空間処理に何かしらの障害を呈している可能性を示唆している。しかし、先述したように体性感覚イメージは最終的に視覚イメージに集約されるために、この視覚イメージの運用が障害されていることは否定できない。この空間処理に関してはそれぞれが相互に影響し合い処理されている可能性が高いため、体性感覚により構築される空間や視覚によって構築される空間、これにさらに経験も含まれた自己空間として構築されているのではないだろうか。

では、服の空間はどのように認識しているのであろうか。これはあくまで私の仮説であるが、始めに視覚で服を認識した時にそれがシャツなのかTシャツのようなかぶるタイプの物なのかの認識が行われる。シャツの場合、着るためにどこを持ちどちらの腕を袖に通すのかをプログラミングすると考えられるのだが、この時にシャツの形態から、「シャツのこの辺に袖がある」という認識からシャツを持っている位置から計算されたところに腕をリーチングしていくと考えられる。そして、このシャツ全体のなかでの袖の位置を把握するためには今までの経験をもとに袖の位置を一回一回計算するという手間はある程度は省いている可能性が高いが、それでも確実に空間処理は行われている。シャツそのものが動きに応じて常に形を変えるからだ。ここまででわかるように、何をする時に何を認識するのかということを考えていく際、空間認知を外すことはできない。つまり、行為を遂行していく時に空間処理は必ず行われているのだが、経験をもとに空間処理が必要無くなる行為と、それとは異なりずっと空間処理が必要な行為とがあるのではないだろうか。ずっと空間処理が必要な行為の代表例が着衣なのであれば、着衣に特異的に失行のような症状が生じることは理解できる。

◉空間を繋ぎ合わせる

常に形態が変化する服は、服全体の形と、それを着るために必要な袖の場所の双方を常に空間という概念から認識する。これは1＋1＝2のように断片と断片を繋ぎ合わせて一つの形にすることと類似した処理が行われており、複数のモダリティごとにその情報がある。たとえば、ジグソーパズルのように小さいピースを繋ぎ合わせていくことで一つの絵を完成させるように、「今見ているものと触れているものはあるものの一部である」という自覚が必要でもある。見ている部分、また触れている部分のそれぞれが何かを知っている必要があると同時に、それらが全体の物の何であり、どこなのかという認識も同時に行われている可能性が高い。これは、服の袖がここにあるという認識に非常に重要であると考えられ、袖を通している時の「今袖のどの辺を通しているところなのか」ということを知ることにも繋がる。

部分から全体の想起、また全体のなかのどの部分なのかという想起は空間という概念から非常に特異的な機能であり、この要素を訓練へと取り入れていく必要がある。先述したような、手の触覚から今触れているのがどのような図形なのかということはその手がかりになるのではないだろうか。今触れているのは四角のどの部分なのかという認識が行えないことは、着衣にどのような影響を与えるのだろうか。

◉空間処理の訓練へ

空間処理の訓練はモダリティ別に行う時と、視覚と体性感覚のように二つのモダリティを統合させて処理させていく時との双方が必要である。この時、着衣のように、視覚と体性感覚の行為内での役割が明確な場合は、その行為のどの場面でエラーが生じているのかを観察から判断していく必要がある。そこから、その症例にはどの情報からの空間処理にエラーが生じるのかを仮説立て、それに従って訓練に使用するモダリティを決定していく。

着衣に関しては、視覚による服の形態認知、体性感覚による服全体のどの部分に今触れ、これから触れるのかという空間認知、また視覚で認知した形態と体性感覚による形態認知にギャップが生じていないかどうかの三点が重要になると考えられる。つまり、視覚のみ、体性感覚のみ、視覚と体性感覚の統合の三点から考えていく必要がある。それぞれにいろいろな評価が考えられるが、視覚に関しては視覚性空間認知障害で紹介しているのでそちらを参考にしていただき、ここでは体性感覚に関して考えていく。

体性感覚の空間は自己身体からの距離をもとに考えられることが多く、自己身体空間、自分から手の届く範囲の空間、手の届かない空間の三種類に大きく分類することが可能である。これは今まで生きてきたなかでの経験から構築されてきている部分が大きく、これらを実感するのは目の前の物体に座ったまま、あるいはその場に立ったまま、対象に手が届くかどうかを予測することができるという点ではないだろうか。しかしこの場合、視覚で認識された物体への距離と体性感覚により構築されている「現在の」空間による認識が整合性を持っていなければならないということを忘れてはならない。たとえば体性感覚について考えると、真っ暗な部屋を手探りで歩く時や狭いところへ手を伸ばし物を取る時など、実生活内においては視覚が使用できない特異な状況において体性感覚空間が主な情報となり行為が遂行される場合が多く、そのほとんどはその人の経験のなかに構築されている空間情報によって空間が構築され、それを手がかりに行為が遂行されるだろう。

このように、着衣においても視覚と体性感覚との空間情報の統合課題が必要になると考えられ、実際にその類いの評価と訓練を実施することで着衣失行の改善を経験している。その際に実施した評価は先ほどの物体の形態認知の評価に加え、異なる長さの棒を視覚で何センチくらいかを回答させた後に閉眼で母指と示指でその棒をつまみ、それが何センチの棒なのか回答させた。さらに、同じ棒を身体全体へ当て、それが何センチなのかという質問をしていくことで、体性感覚の深部感覚による空間と、接触による空間の双方と視覚との整合性を評価した。このケースに関しては、深部感覚・接触双方の空間認識にエラーが生じていたものの、若干接触による空間認識のほうにエラーが少なかったため、訓練は接触から開始した。しかし、接触情報のみで空間を認識することが深部感覚情報での空間認識の処理を可能にするとは考えにくいため、両方の情報処理を求める訓練を実施する必要があった。そこで、指先でなぞるように一本の線を描き、その長さが何センチだったのかを聞いた。この時は1、4、8センチと、差が大きいところから開始したのだが、指先が触れていないと認識できなかったものが触れていることで認識が可能となっており、接触情報を手がかりに深部感覚との統合を目指していった。この他にも三角、円、四角のような形状認知、またそれぞれの大きさを問う課題などを実施していった。最終段階として、服の絵を見せ、実際の服とのマッチング課題を実施した。服をポインティングし、絵でその場所にあたる箇所を患者さんにポインティングしてもらう課題や、服と服とのマッチング課題として、私が作った服の形を患者さんに実際の服を使用して同じ形にしてもらう課題などを実施した。

その結果、着衣の時に服を持ち、袖を通す際のエラーはみられなくなり、スムーズな着衣が可能となった。しかし、裏表を間違えたり、頻度は低いものの左右の袖を間違えるという現象はみられていたため、継続して訓練を実施していく必要があり、服のなかでの左右の概念が含まれた課題を実施していく必要を感じた臨床であった。

◉空間を複数の視点からみることの可能性

着衣失行を空間認知障害として捉えることで、訓練の可能性や幅の広がりを知ることができたことは、私の臨床にとって非常に意味のあることだったと思う。一つの現象を複数の視点から考えること、なかでも非常に幅広く、私たちの生活に根づいている空間という概念を理解する戦略を訓練に取り入れていくことで患者さんの改善の可能性をさらに広げてゆけると考えるのである。■

手

人の手は美しい

◉進化による手の複雑化

手の綺麗な女性は非常に魅力的である。これは私の好みでもあるが、人の手の形や構造、またそれに関与する神経系は非常に複雑であるがゆえにとても巧緻な動作が可能なのである。サルの手と人間の手には決定的な違いがあることは周知のとおりであるが、それはとりわけ母指にみられる。その位置や機能、その神経支配に関してまで、特に道具の作成や使用、木の上の生活から地面への生活への変化などの観点から多くの違いが存在していると考えられている。

手はそれだけでさまざまな表情を持っており、男女差はもちろんのこと、ピアニストの手と力仕事をする人の手というように職業による違いがあることに加え、パソコンのキーボードを打っている時の忙しい手の表情や、陶芸を行っている時の静かな手の表情などといったようなさまざまな表現が可能であり、まるでその手の持ち主を表現しているかのようでもある。こんなにも「しなやかに」手を動かすことを可能にしている理由には、錐体路の支配率が非常に大きな影響があると考えられている。錐体路は通常、脊髄から final common pathway を形成し筋へと至るのであるが、この間にシナプスを形成している。このことにより、抑制や興奮などの調整を行っているのであるが、手に関しては特に母指がほぼシナプスを形成せず、直接に筋を支配していると言われている。つまり、脳の指令がダイレクトに手へと伝わることでその行為を遂行しており、錐体路は母指の巧緻性のために発達していったと言っても過言ではない。手のしなやかさには、この他にも外在筋と内在筋による安定した動きを可能にしたり、母指に関してはMC関節を球関節にすることで対立運動を可能にしたりといったようにさまざまな要因が関係している。だから、手の巧緻性の進化は人の進化と密に関係しているということから、言語との関係性も考えていかなければならないのかもしれない。しかしこの場合、手の進化が言語の進化が関係しているというような直接的な関係性ではなく、手の行為、特に道具の使用や巧緻動作において言語が関係しているのではないかというように両者の間にはそれを繋ぐ介在物が存在しているというように考えるのではないかと思う。

たとえばサルは、言語の運用に関しては私たち人間と大いに異なる。しかし、たとえば物を把持する、道具を使って物を取るなどといったレベルの行為について言えばそこでの言語の関与は低いと考えられる。ところが、さらに高次の行為に関してはどうなのだろうか。たとえば、パソコンなどのようにさらに高度な操作を要する道具を使う時や、テレビゲームなどで両手での操作を必要とする道具を使う時などでは言語は関係しているのであろうか。はっきりとした答えが出せるわけではないが、少なくとも人間においては関与している可能性が高い。これらの言語との関係については失行症の章で考えているのでそちらを参考にしてほしい。

このように、手の行為が何らかの原因で難しくなった場合、その行為を再獲得させるためには非常に緻密に構築された訓練が必要であり、言語や注意などの高次脳機能を視野に入れる必要がある。本章においては、この手の行為に関して脳卒中後の手を中心に臨床で考えたことを述べていく。

◉脳卒中後の手という存在

脳卒中を発症した後、麻痺側の「手」という存在は百八十度と言ってよいほどその人にとって意味が変わる。右半球損傷では、麻痺側上肢は動作中も、時には座っている時でさえも邪魔と感じてしまう。さらに人によっては自分の手として受け入れられなくなり、注意がそこに働かない影響から認識がちゃんとできず、結果として痛みが生じたり動かせないことにより廃用症状が進行し、そうした過程のなかで病的な麻痺がつくられていくような変化が起こることもある。左半球損傷では、麻痺に加えて失行症など、他の原因もあって思いどおりに動かせなくなり、時にはしびれなどの異常感覚が生じる。ここにあげただけでもさまざまな症状が現れてくる「手」は、やはり私たちがこの手を動かしていろいろなことをやっているという特質を反映した独特なものなのだと思う。

運動野・感覚野共に手の支配領域が広いということは古くから知られており、手を動かすため、また感覚を受容するために脳が非常にその労力を割いていることはわかっていた。だからこそ脳を損傷した時の代償は大きく、機能が細分化されている分、その機能の回復は非常に困難になってしまったのである。その証拠に、サルに脳梗塞をつくってそのリハビリテーションを実施するとつまみ動作などの回復がみられることがわかっているが、これはサルの脳では手の機能の細分化が人間と比べ不十分であるためと考えられる。人間においては手を支配する脳の領域が広いことに加えてその細分化が進んでいるということは間違いないのであるし、このことが人間の手の巧緻性の表れでもあり、母指の進化による行為の広がりでもあるのである。

脳卒中後の上肢に話を戻すと、上肢の改善は下肢に比べて難しいことは皆さんも経験しているだろう。その理由としては多くのことが影響していて、大きく分ければ以下の四つがあげられる。

①手の構造上の複雑さ
②注意障害による問題
③脳や神経系による関与率による問題
④手の行為自体の複雑性の問題

これらについて一つずつ考えていく。

①手の構造上の複雑さ

手の動きに関与する筋は、外在筋と内在筋に分類することができ、それぞれに特徴があるが、外在筋である深浅指屈筋群などは手関節をまたいでいるために指の動きが手関節の角度により影響を受けやすい。また内在筋に関しては背側掌側骨間筋群などの筋委縮が進行しやすいために、手のしなやかな動きを損なうことが多い。また、屈筋群と伸筋群の筋バランスが損なわれ、相反神経支配を代表とする神経系による調整が行えなくなり、指の伸展などが困難となる。母指に関しては、CM関節、MP関節の周囲の筋委縮が進み、関節の安定性が低下してしまうという現象がみられやすい。そのため、対立運動やグリップなどの行為が難しくなり、訓練でも非常に難渋する。関節に関しては、MP関節の自由度が高いため、その分、運動面、感覚面共に処理すべき情報が非常に多くなってしまうため、指をバラバラに動かすことが困難となるケースが多い。

このように、手の構造はその自由度や繊細さを求めたために非常に複雑となっているのである。

②注意障害による問題

手の改善に影響を与える重大な要素として「注意」という問題がある。手の行為には注意のさまざまな側面の関与があり、この注意のコントロールが行えなくなると手の行為は直接に影響を受けてしまう。たとえば、手には他の器官と比べると重要度が高くなっている手触りや重量感などといったさまざまな感覚が存在しており、どの感覚に注意を使用したらよいのかという判断が必要になる。加えて、外部世界との非常に重要な接点となるために、触れる、動かすといった行為はその物事自体を知ることであるがために、物へ注意するのか自己身体に注意するのかという座標の決定が非常に重要なのである。これらを決定するには注意をどうコントロールするのかということが非常に重要であり、行為を遂行していくうえでは必須の能力となってくる。また、これは右半球において顕著であるが、麻痺側の自己身体へ注意が向きにくいケースにおいては、手自体に注意が向きにくい場合が多い。だから訓練でも難渋する。

この問題点に関しては、行為のなかでどのように注意をコントロールしているのかを私たちセラピストが理解しなければならない。脳は目的志向的に身体を動かしているため、目の前のコップを把持しようとした時に、どの関節を動かせばそれができるかというボトムアップ的なプログラミングではなく、そのコップの形状や位置などから逆算してトップダウン的にプログラミングを行う。そのため、手を開いて…肘を伸ばして…といったようなボトムアップな訓練では手の行為を回復するにはほど遠い。コップを把持する時には、コップに注意しており、もしそのコップの中身を飲もうとしているのであればコップの中身に注意している。このように、自分の意図と強い関係性がある注意は、その意図を達成させるために常にその中心となる手との関係性が非常に強い可能性が高い。この注意と意図、さらに回復したい行為の文脈（状況や環境など）を訓練に取り入れなければ、発症前のしなやかな手の行為へと洗練していくことは難しいのではないだろうか。

③脳や神経系による関与率による問題

身体へと運動指令を伝達する錐体路を形成する神経のうち、ブロードマン4野の第五層から起始するものは40％前後とされており、その他は頭頂葉や高次運動野などから起始している。その40％のピュアな運動神経が損傷した場合に運動指令が伝達されないことから生じる運動麻痺がみられるのだが、そのピュアな運動神経のうちの何％かは直接手に向かっているのである。このことを考えると、手を〝思いどおりに〟コントロールすることには錐体路の神経機構という観点からみても〝特別〟な根拠が厳然としてあると考えることができる。脳損傷によって錐体路が損傷することは、すなわち、手の運動を直接損傷することとほぼ同じなのである。

では、錐体路の残りの60％を損傷するとどうなるのであろうか。これに関してはまだ明確なことがまだわかっていないのだが、脳卒中の患者さんの行為を観察していると、非常に粗雑な形で行為が遂行されているのがわかる。この理由が、もし高次運動野からこのような「物を掴む」や「足を前に出す」などの行為レベルでの指令が伝達されているためだとしたらどうだろうか。少し理解しやすくなるが、根拠はない。だからこそ今後の研究に期待したい領域である。

④手の行為自体の複雑性の問題

最後の手の行為の複雑性に関してであるが、これは言葉の意味のとおりである。ここで言う複雑性とは、脳で処理される情報が複雑になり、より高度な処理を要するため、手で遂行される行為は難しくなるということである。この問題点と最初の注意に関する問題点に関してはリハビリテーションの腕の見せどころではないだろうか。実際、損傷してしまったピュアな錐体路に関しては現時点ではその回復は明確には確認されていないが、本来は存在しない神経経路がリハビリテーションによって再構築された現象が観察されたという最近の研究成果を知ると、リハビリテーションによって手の行為の回復を起こす可能性はある。気持ちのままを言えば、私たちセラピストは、回復しないという事実が究極的に立証されない限り、患者さんの回復を諦めてはならないのである。

●手の改善を夢見て

手の訓練に関しては、多くの可能性が考えられる。

手掌という空間、対立やグリップ時に生まれる手の空間などの空間処理を始め、言語と手の関係性や注意を考慮したモダリティを教える訓練、末梢神経系における固定部位と動的部位の訓練などである。

こうしたことを手がかりに臨床は続く。

リハビリテーションにおいて、手の訓練とは私のセラピスト人生の集大成なのかもしれない。■

動かないということ

末梢神経障害の意味

◉末梢神経

理学療法士になる前だが、「神経」と言う言葉は「運動神経が良い」「反射神経が良い」などというように運動と関係している場面で使うものだとなんとなく思っていた。もちろん感覚神経があることもなんとなく知ってはいたが、それを日常生活内で使用することは無かったと思う。その「神経」を学生の時に勉強したわけだが、さまざまな種類があることは学んだが名前を覚えることで必死であった。ただ、脳や脊髄の中枢神経と末梢へと伸びる末梢神経とは別のものなのだという印象もこの学生時代に私の頭のなかに定着していったのではないだろうか。臨床家となり神経系を考えていくと、やはり中枢神経系を考えることが多い。脳卒中を代表とする中枢神経障害はさまざまな症状を引き起こし、リハビリテーションで遭遇する機会も多く、興味深かった。脳はやはり未知との遭遇を想起させ、そこにはまだたくさんの可能性が広がっているように感じていたのだ。その反面、末梢神経に関しては腰椎ヘルニアや腓骨神経麻痺、橈骨神経麻痺など、外傷性でみることはあるもののあまり出会うことは無かった。学生の頃にギランバレーの方を見学する機会もあった。その時、私は難病である本疾患のリハビリテーションに関して深く考えることはできなかった。でも今は違う。末梢神経障害の持つ本質に少しずつ気づいてきているように感じているからである。

◉末梢神経を損傷するということ

この患者さんとは発症から約八か月経過した時点での出会いとなった。末梢神経系の障害の原因はさまざまあり、絞扼による神経障害、外傷性により末梢神経を傷つける障害、ギランバレーなどの末梢神経の炎症による障害などがあり、予後もまったく異なる。この人の場合、原因がはっきりしておらず、外見上はギランバレーのような末梢神経障害であった。運動神経炎か感覚神経炎かもはっきりしないが、腱反射は消失し、しびれがみられ、筋出力の低下も著明であり、それが中枢より末梢に強い状態であった。初めて介入した時には起き上がりも困難な状態で、手部に関しては分離運動が困難な状態であった。左右差は上下肢共に左側が動かしやすいとのことであった。

そのなかでも、私はあることに違和感を感じた。それは、当然なのかもしれないが、全身が「ゆるい」ことである。筋緊張が亢進していない身体にとても違和感を覚えたのだが、やはり脳卒中患者を毎日みていたことで緊張が亢進する身体に慣れてしまっていたからであろう。しかし、今思うとこの違和感があったからこそこの見方ができた。つまり、筋緊張が低下し腱反射が消失することは、その「人」に何を経験させるのかということを考えることができたからである。

若いこともあり、この人の改善は著しかった。まったく動かなかった足関節は一回の訓練で動くようになり、バラバラで動かなかった手指はつまむことが徐々にできるようになった。しかし、最初に感じた違和感は変化することなく、常に症例の動きにつきまとっていた。筋出力の向上もみられ、身体を動かすことはできるのだけれど何かゆるい…特に下部体幹、手関節、手指のMP関節、足関節にそれが著明にみられていた。本現象に対しては新たな視点が必要になることは自分のなかでは理解していたが、なかなか有効な手立ては浮かんでこなかった。あることに気づくまでは…

ある時、深部腱反射の存在する意味を考えたことがあった。これは入職して間もなく、なぜリハビリテーションにおいて深部腱反射を評価する意味があるのかを考えたことがきっかけであった。深部腱反射が亢進しているのか、減弱もしくは消失しているのかはさまざまな鑑別診断においては非常に有効な手段となっていることは周知のとおりであろう。ではリハビリテーションの臨床における意味も同様なのであろうか。私たちには診断をすることはできないにもかかわらず…。そこで、深部腱反射は人の行為のなかでどのような「意味を有するのか」を考えるところから始めた。深部腱反射の検査は、それ自体が誘発することで行われ、日常生活を中心とした行為のなかでいつ出現し、何のために出現し、どのような役割があるのかに関してはあまり考察されていないように思う。つまり、検査はするもののあまり重要視されていない例の一つなのではないだろうか。深部腱反射の発現機序については説明は省くが、筋が急激に伸ばされたと認識されることがきっかけとなり、収縮が発現し、深部腱反射が起こる。この伸ばされたと感知するのは筋紡錘であり伸張反射と同様である。つまり、深部腱反射が消失するということは姿勢保持を代表とした「必要な筋緊張」を保つことや変化させることが行えなくなるということに繋がる。これは手部の巧緻動作に非常に重要な意味を持つことに気づく手がかりとなった。

本来ある関節をアクティブで動かす時、主動作筋と拮抗筋に分かれることは周知のとおりである。さらに、その時に関節内の圧を調節したり安定性を保つ役割を持つ関節筋が重要な役割を持つ。しかしそれだけではない。たとえば、端座位にて両側上肢でバンザイをする時、体幹は非常にさまざまな役割を持つ。肩関節が自由度の高い動きを保証するための安定性、上肢挙上に伴う後方への重心移動をフィードフォワードの要素で予測し保つ支持性、上肢がよりスムーズに屈曲するために行われる伸張性、などである。これらは無意識的に行われるため人は意識的に行うことはまずない。これは体幹だけで起こる現象ではないことが非常に重要となる。肘関節の動きを保証する肩関節、手関節の動きを保証する肩・肘関節など、人が動く際には必ずみられる現象である。

私はこのケースにおいてそれを痛感させられる。特に手指である。手指には非常に多くの関節が存在し、それに比例するかのように非常に多くの筋が存在しており、その長さや太さもさまざまである。これらの長さや太さには意味があり役割がある。たとえば、遠位・近位指節間関節（ＤＩＰ関節、ＰＩＰ関節）の屈曲伸展を行う際、中手指節関節（ＭＰ関節）を安定させる必要がある。なぜならば、総指伸筋や長短指屈筋は外在筋であり、ＭＰ関節を通過しているため、ＭＰ関節へ大きな影響を与えるためである。最も代表的なものは、手指の屈筋群が手関節の背屈に影響を与えることであろうか。脳卒中後では、手指が握りこむことが手関節を掌屈させることと直結する。これらの機構は、相反神経支配や伸張反射などにより緻密に制御されているために健常では気づくことはまずない。しかし、今回のような末梢神経障害では、深部腱反射の消失からもわかるように、伸張反射などの末梢系の筋緊張調節が上手くいかない。特に先述したとおり手指の動きの際に著明となる。母指に関して言えば、手根中手関節（以下、ＣＭ関節）が球関節であり、肩関節や股関節と同様の構造はしているものの、肩甲骨や骨盤のように錐体路以外で支配されているシステムが無いために、動作のほぼ100％が錐体路により支配されている。運動麻痺が生じると手指、特に母指に障害が生じるのはこのためと考えられる。橈骨神経麻痺では下垂手、尺骨神経麻痺では鷲手、正中神経麻痺では猿手というように独特な手の形状になることは周知のとおりであり、外見からもどの神経を損傷しているのかどうかを判断することが可能である。

しかし、実際の行為のなかで手のそれぞれの指がどのような役割を持っているのかを考えていく際には、末梢神経損傷による運動麻痺では選択的に動かなくなるために細かい分析が必要となる。つまり、何をする時にどの部位のどの筋が働かないことで代償が出現し、関節の安定性が失われているのかといったように、動いている部分と安定性を提供している部分との関わりを十分に考えていく必要がある。また、脳卒中とは異なり回復可能性が明確にならないことが多いために、予後予測をすることも重要となる。

◉末梢神経障害の考え方

通常の末梢神経障害においては、まず原因を確定することが重要となる。なぜ末梢神経障害が生じたのかということに加え、感覚神経、運動神経、自律神経のどの系の神経系に障害が生じているのかを明確にすることが治療においてもリハビリテーションにおいても重要であり、さらに予後を見極めるためには非常に重要な要素となる。末梢神経障害は可塑性が非常に高く、改善が見込めることが多いとされているが、実際は症状が残存したり反復するなど、その予後はあまり明るくないのが現状である。しかし、ヘルニアのような圧迫性の神経障害はその原因を取り除けば神経症状が消失することはよく知られており、やはりその原因によりまったく異なる表情を持つ。

このケースのように、末梢神経が外傷や外的な力によって変性するタイプの疾患ではなく、いわゆる変性性、もしくは薬物性により損傷した場合、その治療やリハビリテーションは容易ではない。その変性が可逆性を残したレベルの変性なのか、一過性のものなのかなど、さまざまな因子が影響を及ぼすためである。

このように末梢神経障害はその症状からさまざまなことを予測しながら介入していく必要がある。しかし、実際に訓練をしなければ改善度はわからないところもあり、どれくらい時間がかかるかどうかもやはりわからない部分も多い。そのなかでいかに関節を中心とした身体の構造を保持できるか、また改善へのモチベーションを中心とした心理面を調整することができるのかが重要となることは間違いない。

◉脳が損傷を受けていないがために

脳卒中を代表とする中枢神経系の障害のような、身体には障害が無いが身体への運動指令や身体からの感覚情報を処理する過程に障害が出る疾患とは異なり、処理に問題はないが正確な神経伝達が行われない、もしくはまったく神経伝達が行うことができないという障害の差異をどのように捉えればよいのか。動かせない、思いどおりに動かないというフィードバックはいっそう強く行われるに違いない。訓練において、この点は外せない。人は動かないものを動かそうとする時、二つの戦略をとる。一つはやり方を変える方法、もう一つはさらに力を加える方法である。病前と同じように動かそうとしても動かない、だからやり方を変えたり、さらに力を加えたりしながら一つ一つの行為を遂行しようとしていく。この過程はある意味では学習なのかもしれない、しかし筋緊張が低下し感覚障害が存在するなかで、こうした学習は良い方向ばかりへと進むわけではない。関節は緩み、過伸展し動かすことだけに特化した身体をつくりだしかねない。それがもし行為をやりにくくしていたとしても。この学習を正しい方向へ導くこと、それがセラピストの重要な役割だと思う。

◉運動学習をどう意識していくか

末梢神経障害において、筋委縮が生じ筋出力や筋持久力が低下することは事実として見逃せない。しかし、やみくもに力を入れてトレーニングを行ったのでは非常に非効率であり、先ほどのように正しい運動学習が生じるとはとうてい思えない。そこで、この患者さんに対しては筋出力のうちリクルートメントを重要視した訓練、つまり量ではなく質から介入する方法をとった。それは、自分で一～十の出力を作成していくのではなく、行為に合わせたものを作成していくイメージである。空の紙コップを把持する時、水の入ったガラスのコップを持つ時など、その時その時にあったものをイメージしていった。これと並行して、実際に筋出力を求めた状態でそれが正しいのかどうかをリアルタイムでフィードバックさせるように意識した。つまり、「教師あり学習」を常に意識させ、学習を促した。最初はまったく動かなかった身体部位も変化をみせ、代償動作に関しては著明に軽減してきた。しかし、質を求めてきたこともあり絶対的な筋出力が不足している。特にこれは立ち上がり時の下肢に顕著であった。少しずつ変化はしてきており、ご家族からも介助が楽になってきているという話を聞いてはいるものの、やはり自立するためにはまだ足りない。このまま現在の訓練を継続していくべきなのか、さらなる筋力トレーニングの要素を追加していくべきなのか、まだまだ模索状態に変わりはないが、確実に改善はみられているという事実は私のセラピストとしての気持ちを支えてくれている。■

その名前とは裏腹に

小脳性認知情動症候群

◉脳というシステムの偉大性

大脳、中脳、小脳、脳幹、脊髄というように名称を与えられた脳の各部位は、私が生まれるはるか以前からそう呼ばれていた。そうした名前の由来はその脳部位の大きさによると考えられるのだが、正直言って本当のところはわからない。脳のそれぞれの部位には何となくそれなりのイメージがつきまとう。そのイメージは皆同じである部位もあり、そうではない部位もある。たとえば脳幹は生命維持には必要不可欠な機能が備わっているとか、体幹を中心とした身体の反射反応の中枢だというように。大脳に関して言えば、臨床のなかではあまり大脳という言葉は使わず、前頭葉、頭頂葉などといった名称で使用することの方が多く、評価や訓練時にはさらに細かく分類していく。それだけ大脳という言葉で思い浮かぶ範囲は広い。だから臨床では、前頭前野、補足運動野、頭頂連合野などというようにそれぞれの名称と機能を結びつけて使う人が臨床家が多い。このネーミングには非常に重要な意味があり、これによって病態予測、理解、予後予測などといった臨床に有益な情報を私たちに提供してくれるのだ。そのなかでも、脳卒中で好発部位とされる中大脳動脈領域の部位、視床、被殻、内包、前頭葉の内側の運動領域などは、セラピストにとってはとても馴染み深い領域や部位なのではないだろうか。

では小脳はどうだろうか。小脳はその名前とは裏腹に非常に多くの神経細胞を持ち、人の脳では唯一ひだ状をしている。私自身学生の頃に小脳について授業で習った記憶があまりなく、臨床に入ってからもその詳細に関して深く考えたことはなかった。しかし、脳神経科学分野の書籍を読んでいた時に、認知に深く関与しているということを知った時の新鮮な驚きは今でも鮮明に覚えている。これが自分にとってなによりも驚きであったのは、やはり小脳が「運動の調節機能と学習を担っている」ということだ。小脳の代表的な障害として運動失調があるということは知っていたし、それに対しては上下肢へ重錘を装着してトレーニングをするという印象がとても強かった。しかし、臨床実習において運動失調の方の訓練を見学した時には、小脳障害による症状はそんなに甘いものではないことを知った。ただ揺れているわけではないこと、また小脳を損傷することによって非常に幅広い障害が生じることなどを身をもって経験することになったのである。

脳はその部位のみで働いてその機能を担っているわけではない。他のところでも書いたとおり、脳はシステムとして働いているという大前提を常に頭に入れておかなければならない。もちろんサルを使った研究や、実際に発症した人を対象とした研究などから「ある特定の部位の機能」を調べた結果から、「ある特定の部位が担っている機能」が明らかになってきていることは間違いない。しかし、それらの例外は必ず存在し、関係が無いはずの部位や領域の損傷がある症状を引き起こすこともあるということである。小脳に関しては、その機能が運動調節や学習のみではないということの新たな発見と同時に、非常に広範囲の領域と相互性もしくは一方向的に連絡を持っていることという二つの事実が重要であることがわかってきた。小脳が認知に関与しているという事実は、人間の行為を考えれば当然なのかもしれない。人間は何も考えずに行為を行うことはほぼ無く、そこには意図が存在し、外部世界と自己を認知しながら行為を遂行していく。ここに学習や運動調整に関与する小脳が働かないほうが違和感を覚えるぐらいだ。

近年、小脳性認知情動症候群（cerebellar cognitive affective syndrome：ＣＣＡＳ）という現象が聞かれるようになってきている。これは一九九八年にSchmahmannによって報告されたもので、遂行機能障害、言語障害、感情障害、空間認知障害を報告したものである。これは機能的連絡をもつ前頭前野との連絡線維の機能障害が原因とされている。つまり、小脳はこれらの機能に「関与している」ということである。この関与しているという考え方が非常に重要であり、いくつかの領域が同時に働くことによってある機能が生じるという見方がリハビリテーションの訓練において必要なのである。このＣＣＡＳは、小脳の損傷や変性性疾患において非常に幅広い視点を提供してくれることとなった（私個人としては、このような報告をセラピストが中心となって報告する時代が早くやってくることを常日ごろから願っている）。では、このＣＣＡＳは実際にどのような現象を引き起こすのであろうか。また、小脳の損傷はこの他にどのような現象を引き起こす可能性があるのかを、また症例をもとに考えていきたい。

●脳のシステムの捉え方

人間は一日のうちのほとんどを「習慣」で過ごしている。決まった時間に起き、朝の準備をして決まった時間に家を出る。そのなかをさらに細かく見ていくと、朝食の時にだいたい決まったものを飲み、食べているのではないだろうか。この時のたとえばコップに入った水を飲むという行為を切り抜いた時、毎日同じように行っていたとしても脳のなかで同じ処理が行われているかどうかについて考えたい。結論から言うと、同じ部分と異なる部分があるが、朝少し寝坊して急いでいたり、その日に特別なイベントがあったりなど、その時の状況や心理状態によって脳の処理は変化してくる。しかし、水を飲むという目的の行為は同じであるため同様の処理も行われているということであるが、このように一つの目的や意図によって行為が遂行された時の脳の発火様式は決まっており、神経相関がみられる。このことは、先述したようにあらゆる脳の部位が関係を持って働くことで行為を可能としているということと繋がり、頭頂葉が感覚を処理しているということとは別に、感覚を知覚・認知するためには非常にさまざまな領域が働いているという視点が必要になる。小脳はその研究からも非常に多くの領域と神経連絡を持っていることがわかっており、小脳の損傷はさまざまな障害を表面化させる可能性がある。そのうちの一つが認知情動症候群であり、小脳の不活性化は認知面や情動面に対しても影響を及ぼしてしまうのである。

私が担当した患者さんは、小脳虫部に腫瘍が見つかり、手術により摘出したのだが、小脳性のめまいを訴えており、いくつもの病院を受診していた。この人にＦＡＢ（前頭葉機能検査）を実施すると、小脳の腫瘍にもかかわらず前頭葉の機能低下を認めた。さらに、夜間眠れないほどの心理的ストレスを感じ、朝起きた時のめまいによってその日の生活の質が決まると言っていたほど、めまいがこの人に与える影響は大きかった。しかしこの時に、この人のご家族から「少しうつ傾向があるみたいで…」というお話があり「本人が言うほどふらついたりはみられないんです」とも言っていた。この人からはＣＣＡＳのような特徴的な感情や行動はみられなかったが、ご家族のお話や関わっていくなかからアパシーやアンヘドニアのような快刺激への応答性の悪さがみられていた。この現象に関しては、それが小脳の損傷によるものなのか、発症後の環境などによるものなのか、その判断は難しいが、このような方と関われたことは今後に繋がると思っている。

もう一人のケースは小脳出血を呈した症例であり、運動失調がみられていた。しかし、それと同等に気になっていたのが突発的な行動と目である。訓練中にある動作を指示すると、突発的に動き始め転倒しそうになるということが何度もあった。また話している時にまったく目が合わず、常に自分の殻に閉じこもっているような印象を受けていた。しかし、追視は行うことができたうえに視野に関しても問題がみられなかったことから、視覚に関する著明な障害は無かったのである。この無計画で短絡的な運動に関してはCCASに特徴的な行動障害であり、小脳損傷にそれが伴うことが考えられ、目線に関しても空間認知障害との関係性が考えられる。しかし、感情の変動というよりは感情の無動という表現が合うのではないかと思うくらい、感情表現は乏しかった。

通常動く際には、その目標に視線を少なくても一回は向ける動作がみられるものであるが、この患者さんにはその動作が省略され、その方向をボーっと見ているような印象であった。そのため、その場所へ移動したり手を伸ばすなどの行動の計画が十分に行えていなかった可能性が高い。つまり、CCASに含まれているそれぞれの現象に関して、その原因は一つではなく非常に絡まり合った様相を呈すのではないだろうか。その結果、その現象が表面化するということが考えられるため、小脳の損傷でCCASだから…のような結論の出し方は他の現象と同様、適さないということである。

その他の小脳の損傷のケースにおいても同様な現象はみられ、急に怒鳴り出したり泣き出したりなどといった感情面の不安定さもみられたのだが、この点に関してはパーソナリティの問題も考えられる。もちろん度を越しているケースに関してはわかるのだが、怒りっぽいとか落ち込みやすいなどといった微妙な場合には非常に判断しにくい。CCASに関しては判断が難しいため、小脳損傷によりCCASという現象が起こりうるということを知っておく必要があり、それに応じて訓練の幅を広げることが重要になる。

●小脳から知ることができること

小脳は大脳と比較すると未分化である部分が多く、その役割に関してはまだまだわからないことが多い。そのため、小脳を損傷しているケースに関してはその人個人によって症状が異なることが考えられ、生じる現象は多岐に渡る。その代表例がCCASなのかもしれないが、今後さらに新たな現象が発見される可能性も十分に考えられる。しかし、私たちセラピストからすればすでに知っていることや印象から感じていることなどが多くあるのかもしれない。繰り返しになってしまうが、私たちセラピストは、臨床から最も多くのことを学ぶことができる。このことは百年前もこれから先何年経っても変わらないのでは無いだろうか。いや、変わらないでいてほしい。■

失調症

揺れる身体

皆さんは「陸酔い」という言葉をご存じだろうか。

長時間船に乗った後に陸に戻ると、まだ船に乗っているかのように身体が揺れるように感じてしまう現象である。乗り物酔いは、人がさまざまな感覚モダリティからいかに多くの情報を得ているのかということを知らせてくれる現象であり、この陸酔いもまた、人が環境に対し非常に高い順応性を持っているということを教えてくれる。海の上では常に船が揺れており、その上で巧みに動くためにはその揺れに順応しなければならない。その環境に一度慣れてしまうと、長年生活してきた陸においても揺れている時と同じように感覚情報は意味づけを行う。つまり、各感覚モダリティから入力された感覚を統合し、今現在の外部世界との相互作用を行った結果、「陸だから自分が揺れているのである」という結論（意味づけ）に至るのである。

少し話を変えよう。人は極度の緊張を感じると、身体が揺れる。私は昔ピアノを習っていたのだが、その演奏会で手の力みや震えによっていつもどおりの演奏が行えなかったことを覚えている。この場合の手や足の震えは心理的なストレスから生じるものと考えられ、その対策としては手のひらに「人」という字を三回書いて飲み込めばよいというまじないがある（人にもよるが私には効果無かった…）。この他にも、身体が震える事態と言えば、寒い時に体温を上昇させるために行われるシバリング、指先に集中して非常に巧緻的な操作を行おうとした時の指先の震えなど、総じてこれらには自律神経系か、あるいは心理面への過度な緊張などが影響している。

●失調症（ataxia）

脳卒中後や脊髄小脳変性症を代表とする小脳系の変性疾患などでは、「失調症」と総称されている運動障害が生じることがある。この現象は、自己身体が揺れるというものであり「いつ揺れるか」また「どこが揺れるのか」が病巣により、また人により異なることがわかっている。小脳梗塞などの疾患の患者さんに対し介入する時にはまずこの失調の検査から実施するというくらい非常にポピュラーな現象である。失調という言葉のとおり「調節を失う」ことから運動の出力やタイミング、感覚との関係性の低下、フィードバックやフィードフォワードのシステムの破たんなどが生じ、身体が揺れるという現象に至る。

最初に述べたとおり、身体が揺れるという経験は皆がしたことがあると思う。しかしそれは「特別な環境、状況である」時に限られており、日常生活内に身体が揺れるという経験は無い。そのなかで発症により身体が揺れるなかで生きていくということはどのような意味を持つのか、またリハビリテーションはこうした症状に対してなにができるのか、このあたりを中心に考えていきたい。

◉揺れを気にする生活の先に

人が非日常的なことに遭遇した時には、いかにいつもの習慣を保てるのかが重要になる。冷静になれるか、ということである。ストレスを感じ、そのストレスは行動へ影響を与える。その行動はまたストレスとなって帰ってくる。この悪循環をいかに断つのかはリハビリテーションにおいても重要な課題となってくる。たとえば朝起きて首を寝違えていたら、その日一日は首の痛みが気になってしょうがないのではないだろうか。これは痛みに限らず、口のなかにできものが急にできたり、手の色が真っ青だったりといったような非日常的な感覚に対して、人は熱心に注意を向けるものなのだ。この非日常な出来事がその先の人生を大きく左右することはめったにないのかもしれないが、時に首の痛みが一か月続くとか、口のなかのできものが一年治らないということもあるだろう。後ろを振り返るたびに首が痛み、食事をするたびに口のできものが常に気になっていたら、確実にその人の行為は変化し、脳も変化していくのではないだろうか。非日常的な出来事のあるものが自分の生活習慣そのものを変化させてしまうことも無いとは言えない。

さて、そんな非日常的な感覚として、「身体の揺れ」を考えてみればどうか。言うまでもなく、これはそれを経験する人の日常にとって非常に大きな影響を与えることは間違いない。つまり、身体が揺れるということに常に気をつけながら生活を送り、動き、感じている状況下で脳は変化していく。具体的にどのように変化するのかはｆＭＲＩなどで診なければわからないが、臨床で観察していると患者さんの語る感覚情報の重みづけが通常とは異なったり、同じ人のなかでもそれが変化していくのがわかる時がある。これは感覚障害の程度にもよるが、深部感覚の情報が変質し有用性が低下する。つまり、前方の物を把持する時に常に視覚で確認しながら行う様子が見受けられ、視覚情報や揺れにより本来深部感覚情報が担っている「手がどのような肢位をしているか」という意味づけが行えなくなる。具体的に、上肢がどれくらい前方へ移動したか、また目標物とどれくらいの距離関係にあるか、目標物へ直線的に向かっているのかなどの情報である。これらの情報は本来は視覚と深部感覚の双方からの情報を統合しながら運動を制御しているが、身体が揺れているという経験から、視覚でどうにかコントロールしようという意図から視覚でのフィードバック制御を中心に行為が遂行されることが考えられる。このように、「揺れを制御する」ことと「揺れているなかで行為を遂行する」という二つが常につきまとうのである。だから、リハビリテーションにおいて重要なことの一つは揺れないようにすること、もう一つは揺れているなかでも楽に行為を遂行すること、この二つの訓練の目的が重要な狙いとなる。

◉揺れないようにしてください

ある運動失調を呈した患者さんについて話していく。この人は発症から七年経過しており、その間ずっと身体が揺れるなかで生きてきた。脳幹出血から小脳性の運動失調がみられており、特に左上下肢の失調が強度であった。巧緻な運動を要求すると揺れが増強する企図振戦であり、発症から長時間経過しているだけあって日常生活内で上手くいくこと・いかないことに関して、とても細かく話していただけた。また、知的な人で、現在の自分の身体に生じていることを、入院していた病院や現在通っている外来などで得た知識や自分で調べた知識から把握しており、そこに関しても細かく話してくれた。これらの症例の話の内容から、揺れる身体を抑えようと努力していることがわかった。つまり、上下肢が揺れるのは筋力が無いから、腹部が弱いからという発言が聞かれ、揺れに対して力で対抗しようとしていることがうかがえる。運動失調の問題点は、筋出力の量ではなくそのタイミングであり、筋力とは少し異なる。筋力増強訓練は運動失調の本質の変化には繋がらないことが多いということも言える。この人においては、そうした認識を変化させていくことが最初の目的となった。それには、筋力以外の要素で揺れが減り動きやすくなったという実感を得てもらう必要があった。

そこで、二回目の介入において、運動イメージを使用して寝返り、起き上がりの訓練を実施した。本症例は評価から運動イメージが良好であると判断し、寝返り起き上がりにおいて右側へ行うことが難しかったことに対して介入することにした。小脳の疾患において、前頭葉の機能が低下することはよく知られており、一九九八年にSchmahmannらは、小脳性認知・情動症候群（cerebellar cognitive affective syndrome：ＣＣＡＳ）を報告しており、詳しくは原著を参考にしてもらいたいのだが、遂行機能障害、空間把握障害、行動－情動障害、言語障害の四つをその症候としている。このように小脳と大脳の関係性は非常に強く、小脳疾患の場合脳全体の機能低下を疑わなければならない。しかしこのケースにおいては言語障害はみられるものの、前頭葉機能検査（ＦＡＢ）を実施しても問題は検出されなかった。訓練に関しては、背臥位でまずベッドと接している身体部位をスキャニングしてもらった。感覚障害の訴えが強いのだが、空間定位に関しては注意の容量を増加していくと認識可能であった。次に、寝返りの運動イメージをしてもらったのだが、鮮明なイメージが難しかった。どこから動き始めるのか、その時どこがベッドに触れ、下肢はどのような肢位をとっているのかなど、言語教示にてイメージを鮮明にするよう指示していった。この時、最初にスキャニングしてもらった接触情報を中心に統合することに注意しながら言語教示をしていった。先述したとおり、失調症の場合には運動覚などの深部感覚は整合性が失われていることが多いため、接触情報を中心に訓練を行っていった。少しずつ接触情報を中心に自己身体のイメージが可能となってきた段階で、実際に寝返りを行ってもらった。すると、訓練前とは明らかに異なる方法で寝返りを行う様子がうかがえ、二回目にはスムーズに行えるようになった。

寝返りが可能になれば次は起き上がりであるが、寝返りで一度行っているために起き上がりのイメージは良好であった。そのなかで、肘へ荷重をしていくイメージが無く、手掌でベッドを押すイメージが強いことがわかり、肘での圧情報のイメージを中心に行ってもらった。するとそれまでまったく行えなかった右側からの起き上がりが、一度で行えた。

こうした経験を踏まえて、このケースにおける疾患特異性な部分と揺れる身体を長期間経験してきたという部分とがその人の行為をどのように変質させているのかを考えていきたい。運動失調に関しては、その現象から大きく二つに分けることができる。これはMorton（2004）による研究とIlg（2008）による研究をもとに考えたのだが、リハビリテーションでわかりやすく言えばＯＫＣ（opened kinetic chain）とＣＫＣ（closed kinetic chain）とで分けられる。文献では、下肢の設置障害とバランス障害とで分類しておりそれぞれの特徴を述べているが、その視点で患者さんを観ていくとＯＫＣとＣＫＣという考え方でも当てはまると考えられるため、ここではその考えで述べていく。

まずイメージがなぜ本症例の行為を変えたのか。これには運動イメージを行っている時に実際にそのイメージした運動をしている時と同じ脳領域が発火するという知見が重要である。運動失調により身体の揺れを経験しそれを学習した場合、運動に先行するイメージにおいてもその経験が反映される。つまり、揺れることを前提に運動プログラムが組まれていく。その結果、実際に運動した時にはすでに揺れが予期されているため、運動覚情報などの変質が生じ、揺れのない行為のイメージが行えなくなってしまう。この問題に対し、実運動ではなくイメージから介入することで、身体が揺れないという状態の行為が可能となったのではないだろうか。この運動イメージについては多くの報告があるが、小脳の疾患においては運動イメージを使用した訓練が有効ではないこともあるため注意が必要である。また、本ケースにはＯＫＣにおける運動失調が著明であり、重心移動などの能力は良好であったという特徴もある。だから歩行時の接地に関してはイメージは有効ではなく、他の訓練が必要であった。これに関しては、身体が接地している場合は揺れがおさまっているということを実感させ、上肢も含めて接地していない時は目標物に近づくにつれ揺れが増大するという事実の自覚が重要であった。二回の治療でイメージを使用した訓練とこの自覚の仕方を中心に介入した結果、このケースでは月に一度の治療ではあったが、改善がみられ始めた。何よりも患者さんから筋力に関する話が聞かれなくなったことが非常に良く、自分の動きに関して分析した際に筋力以外の考え方ができるようになったことが、症例の行為の可能性を広げたと考えられる。

◉見た目では揺れてないと言われます…

運動失調と言えば企図振戦などを代表とする、OKCでの失調であろう。リーチングをしようとすると揺れが生じるこのタイプは運動失調として判断しやすく、従来のリハビリテーションにおいても対象とされてきた。しかし、先述したとおり、特に下肢においてはCKCでの運動失調も存在しており、主に立位での重心移動の際に揺れが生じる。これは私が確認できたなかでは、見た目から揺れが確認できるタイプと、本人の自覚が強く見た目ではあまり確認できないタイプが存在する。しかし、確認しにくいタイプでも片脚立位や段差昇降時に支持脚が揺れることが多いため、バランス検査など実施していくと観察が可能となる。また、膝踵や膝打ち検査においても正常よりは拙劣もしくは遅いために確認が可能であり、これら二つのタイプが合併していることも少なくない。ここではこのバランス障害のみが生じた患者さんを紹介する。

この人は脳画像が無いためはっきりとはわからないが、聴き取りによれば小脳梗塞を呈したケースであり、フリーハンドでの歩行が可能なレベルであった。ワイドベースで小刻みに行われる歩行は一見安定しているように見えるが、本人は揺れを主張しており、外部からの観察より強度の揺れを訴えていた。オープンな動きに関しては運動失調はごくごく軽度であるものの、段差昇降をしてもらうと支持側の脚が著明に揺れ、体幹までその揺れが拡散していた。上肢に関しても企図振戦が若干みられてはいたものの本人はそれをあまり気にしていない様子であった。CKCでの運動失調のケースでは、バランス障害と捉えていく際に多感覚の関係性を常に考慮していく必要がある。本ケースでは、足底圧と股関節の内外転または屈曲伸展との関係性、つまり骨盤を立位にて動かし重心移動を行う際に足底のどこに荷重されているのか、また股関節や足関節がどう動いているのかを認識していく必要がある。さらに、体幹の自由度が極度に減少しており、特に回旋と腰椎と骨盤による前後傾の制限が著明であった。これは、バランス障害において特有な現象であり、揺れないようにバランスを保とうとしたことが影響していると考えられる。だから、バランスの調整を行っていく際にさまざまな戦略が存在していることも知っていく必要がある。

そこで、視覚的にまず自分がどのようにバランスをとっているのかを認識してもらった。また、立位にて重心がどこにあるのかを認識できるように、座位での左右への重心移動訓練から開始した。これに関しては、立ち直り反応が微弱なため体幹への直接的訓練と座面を変化させ体幹の正中性を求める訓練両方を実施した。小脳疾患において運動学習の可否が非常に話題になることが多いが、さまざまな研究から小脳損傷においても条件付きではあるが外的負荷に対する適応や上肢での遅い運動課題に対する学習など、学習は十分に可能であることがわかっている。しかし、学習速度が遅いため健常人と比較しじっくり変化していくという考え方については、それを患者さんと共有する必要があった。訓練開始からすぐに変化がみられたわけではなったが、それでも徐々に変化がみられた。時にはがらっと変化することもあったが、やはりその改善速度はゆっくりであった。体幹に関しては立ち直り反応が徐々にみられ始めるも、立位になるとやはり体幹は固まり、バランスの戦略はそう簡単には増加しなかった。

そこで少し訓練の軌道修正を行った。本ケースの場合、姿勢保持においての体幹の正中性は構築されていたが、行為のなかでの体幹になると自由度が失われていることからも、マルチ・モダリティでの情報処理が必要とされた時に体幹を中心としたバランス戦略が限られる可能性が考えられる。だから、訓練において先述したとおり、ある情報とある情報との関係性を構築していくことが最優先課題であると考えた。そこで、座位にて足底圧と足関節の回内外の関係性、足底圧と股関節との関係性を構築し、立位での重心移動時のそれぞれの感覚情報をイメージすることで立位でのバランス能力の向上を目指した。さらに、歩行時の重心移動までイメージさせることで歩行という行為のなかで、自分がどのように重心移動をしているのかの認識まで行った。すると、歩行時の小刻みが著明に改善し本人の自覚を得ることができた。しかし、問題は保持効果である。この効果が日常生活に活かされ、そのうえ次回の治療まで残っているのかが問題であった。これは小脳損傷においてのみの課題ではないが、やはり難しい課題であった。現在においても一度の治療で変化は出るが、やはり次回の施術時にはゼロではないとしても、ほぼ元に戻ってしまっているのが現状である。

◉新しい道を切り拓くには

研究分野において日々報告されているもののなかには、リハビリテーションの分野においては目からウロコのような情報が数多くある。脳科学や神経科学においては常識でもリハビリテーションの世界ではまだまだ知られていないことはたくさんあるのが現状である。小脳においても数十年前までは運動に関与することしかわかっていなかったが、現在では学習や認知にまで幅広く関与することがわかっている。リハビリテーションにおいて、小脳損傷のケースにおいてはさまざまなことを考慮して介入していく必要があるということが示唆されてきているのである。今回見てきたとおり、運動失調においても、さまざまな種類が存在し、それぞれにアプローチが異なるだろう。さまざまな病態の分析とそれに応じたさまざまな治療の方法とを繋ぐ臨床の理解の仕方が、この道の先に拓かれていくはずだ。■

筋緊張の謎

無意識な収縮と筋緊張

◉見え隠れする筋緊張という影

今、私は椅子に座ってパソコンと向かい合っている。タイプする文章を頭のなかで整理しながらタイピングをしているのだが、私の注意は視覚にそのほとんどを費やされている。しかし、この時、座位を保持するための体幹下肢やタイピングするための上肢などといったさまざまな筋収縮を生じさせてこの行為を遂行しているのである。これは紛れもない事実であるにもかかわらず私自身は自分の筋収縮を自覚することはできず、遂行する行為に必要な情報を処理しているに過ぎない。この「行為を遂行するため」ということがリハビリテーションにおいて人を理解していくうえで非常に重要であり、患者さんは誰も痛みを出すために歩いているわけでも、足関節を内反するために動いているわけでもないのである。

私が今日まで臨床をしてきたなかで、最もと言ってよいほど悩まされてきているのが「筋緊張」である。この筋緊張は定義することが非常に難しく、学生の頃にはこの評価に非常に難渋した経験がある。この筋緊張という言葉が表すものにはさまざまなものが混在してしまっているのが現在の現場の実情であり、整形疾患の患者さんに至ってはリラクゼーションという手法によってこの「異常な筋緊張の調整」が主な目的となってしまっていることも少なくはない。もちろんそれは重要なことではあるのだが、やはり対処療法の域を越えることはできず、次回の訓練時にはその効果はほぼ残っていない。脳卒中患者に至っては、背臥位でリラクゼーションを行った後、起き上がった時にはその異常筋緊張はまたその姿を現してしまう。つまり、この筋緊張に対して介入し十分な効果を得るためには非常に高度な技術が必要で、なおかつ十分な観察からその原因を明確にしておくことが必要になる。経験の浅いセラピストにとっては頭を抱えてしまうくらい悩ましいことである。

私自身の臨床経験で言えば、この異常筋緊張は大きく分けて四つの種類を経験してきた。一つは整形外科疾患患者にみられる防御性収縮を代表とする異常筋緊張である。防御性収縮を異常筋緊張として考えてよいかは論議する必要があるが、今回は筋の収縮と伸張が正常に施行されない要因であるという点から筋の緊張が正常に調整されていないと考え、異常筋緊張とさせていただく。二つ目の種類は、脳血管疾患に伴う異常筋緊張である。これは、皆さんもご存知のとおり脳からの抑制が解放されたことによる筋緊張亢進と捉えることが一般的ではあるが、実際はもっと複雑な変化が身体に生じていることがわかっている。これに関しては後ほど考えていきたい。三つ目は、末梢神経系の障害を中心として生じる筋緊張の低下である。これに関しては末梢神経障害の章で説明しているためここでは割愛させていただく。最後の四つ目は心理面からくる筋緊張異常である。これに関しても異常筋緊張として考えてよいか微妙なところであるが、後ほど考えていきたい。

以上が臨床で高い壁として存在する筋緊張の種類であり、筋緊張に異常をきたすという点でのみ共通しているだけであり、その病態も訓練もまったく異なる。そのため、以下にそれぞれ私の臨床で経験したケースをもとに説明していく。

◉防御性収縮のその本質に向けて

痛みのところでも少し考えたが、再度ここで踏み込んで考えていきたい。

人は痛みという危険信号から、痛みの出現する動きを抑制する学習を生じさせる。これは自己防衛反応であり誰でも生じる現象であるのだが、時にこの現象は過剰なものとして残存することがある。たとえば、大腿骨頸部骨折後ＯＰＥを施行した症例に関しては、股関節の運動時に股関節周囲に出現する必要のない収縮や、時には反対側の下肢にまで収縮を生じさせ、その痛みに対して防御をするような反応がみられる。これが防御性収縮である。この現象は心理面からくるものと考えられやすいのであるが、原因はそれだけではないことはもう話したとおりである。運動イメージの観点から、動いたという知覚やこれから行おうとしている運動に痛みの生じている、もしくは受傷した関節が含まれている場合、それ自体がトリガーとなって無意識的に収縮が生じてしまう。つまりこれはコントロールできない収縮であり、本人は自覚することが難しい。よって「力を抜いてください」という指示はまったく意味がないと言ってもよく、さらに安静時の筋緊張とはその性質がまったく異なっているため、行為のなかでこの過剰とも言える収縮を生じないようにする必要がある。ここにはもちろん心理的な要因も関係してくるため、幅広い評価と訓練が必要になることは言うまでもない。

ところで、この防御性収縮はいつ無くなるのであろうか。骨折などによって器質的な変化を生じた際に出現した場合に、この器質的な問題が解決したら防御性収縮は出現しなくなるのだろうか。臨床で整形外科疾患をみたことがある人であればなんとなくわかると思うが、答えは「Ｎｏ！」である。これに関しては、「動かしても痛くない」という経験が必要であり、知識としてもう動かしても大丈夫と言われても出現しなくなるわけではない。もちろん、医師からそのような説明を受けることが重要なケースも存在しているが、それは少数派である。しかし、この防御性収縮が生じている時に関節運動や自動運動を行うとそれ自体が痛みとなるという非常に難しい問題をはらんでおり、このことを患者さんに伝えてももちろん理解することはできない。「痛いから力が入っちゃう」というのが患者さん側の主張であり、「力が入っちゃうから痛い」ということはとうてい受け入れられることではないのである。だが訓練の目的はここにあり、防御性収縮の無い関節運動を可能にすることが痛みのない行為を獲得していくためには必須なのである。しかし、この痛みと防御性収縮は切っても切れない関係であるために、訓練は非常に難航することが多い。

ではどのように訓練を行っていけばよいのであろうか。始めに大前提となるのが、訓練中に痛みを出現させては絶対にならないということである。疼痛が出現してしまうと防御性収縮は否応なく出現してしまうため、感覚情報は必ず変質してしまい、正確な情報構築は難しくなってしまう。そのため、訓練開始時は痛みが絶対に出現しない関節や運動方向、また運動距離を十分に評価したうえで訓練を構築していく必要がある。たとえば、肩関節周囲炎のケースにおいては常に肩甲骨周囲に防御性収縮が出現しており、背臥位でも座位でも楽ではない。痛みが落ち着く緩解期においてもこの現象はみられるため、注意が必要である。本ケースの場合は、痛みの出ない範囲で肩関節の情報を構築させるのであるが、ここでもう一つ重要なことがある。訓練中、痛みの出現する関節には注意を向けさせないということである。そのため、手の接地面や背部の接地面などに注意をさせたなかで、肩関節の情報構築を目指す。これらの訓練によって、上腕骨頭関節が動き、肩甲骨がリズミカルに動くことにより、肩関節の情報構築が可能となる。この訓練結果のなかには防御性収縮が出現しないなかでの知覚という意味が含まれているため、患者さん自身には肩関節が軽くなったという自覚が生まれる。

訓練を痛みが出現しない範囲で行うことと、痛みの出現する関節や部位には注意を喚起させてはならないということをセラピストは念頭に置き、訓練を構築することが防御性収縮や姿勢不良により生じた異常な筋緊張を改善するきっかけとなる。異常筋緊張が生じても人は気づくことはできない。その部分を触られるか、あるいは椅子の背もたれなどが触れて「違和感」もしくは「痛み」が生じることで初めて「自覚」することができるのである。これがもし骨折などの外傷によって生じている異常筋緊張なのであれば、人はその痛みに注意を向けているためよりいっそうそれに気づくことは難しい。もしこの異常筋緊張が行為を変質させたり、より痛みを増強しているのであれば、訓練によって改善する必要性は十分にあり、その原因を考え、また訓練を精密に構築する必要がある。

◉脳血管障害における筋緊張の意味

整形外科疾患とは異なり、身体に関しては損傷が無く、脳の損傷がある脳血管疾患では、筋緊張が持つ意味が少し変わってくる。脳梗塞や脳内出血の発症直後は、筋緊張がほぼ消失して弛緩した状態になる。その後、徐々に筋緊張が亢進してくるというのが通常の経過であるが、この時に生じているのは神経系の可塑的な変化である。脳についても末梢神経についてもその繋がり方自体が学習であり、一度機能解離により機能停止した神経系は元通りに戻るわけではない。ここに運動神経の損傷が存在すれば、そのぶん神経系の繋がり方が変化して行為に変化をもたらす。それは筋緊張においても同じことが考えられ、興奮系と抑制系により非常に緻密にコントロールされていた筋緊張は異常をきたしてしまう。これは神経レベルで捉えれば学習と言えるのかもしれないが、通常効率化を図ることが目的とされる学習とはその性質がまったく異なる。脳から筋まで統一的に調整されてきた筋緊張はその調整能が正常に働けなくなり、さまざまな問題を引き起こす。その例の一つが異常筋緊張による深部感覚の変質であり、関節運動や身体所有感、またボディスキーマに至るまでさまざまな影響を及ぼす可能性がある。脳の損傷に伴う異常筋緊張に関してはその調整が非常に難しく、セラピストの悩みの種となることが多い。しかし、筋緊張の異常に関して言えば、筋緊張を調節するという訓練ではなく、筋緊張が異常をきたすことで行為や動作がどう変質してしまっているのかという捉え方が重要になる。つまり、筋緊張の異常を改善すれば行為が洗練化されるという考え方は、脳損傷による筋緊張の異常に対しては有効ではないことが多いのである。

筋緊張の異常に関しては治療戦略がいくつもあり、実際どれが有効でどれが有効ではないかの判断はセラピストにゆだねられていると言ってもよい。先述したように、そのうちの一つがリラクゼーションである。これは外部刺激によって亢進した筋緊張を調節することであるが、実際に亢進した筋緊張が低下してくることは確認できる。しかし、脳損傷において筋緊張が亢進する時は実動作を実施した時であり、臥位や座位にてリラクゼーションを施行した後に起き上がりや立ち上がりをすると、施行前に戻ってしまうことがほとんどである。実際、私自身は嫌というほどこの経験をしてきており、脳卒中においてリラクゼーションが有効ではないのではないかと考えたほどである。この経験からも、実動作のなかで筋緊張がコントロールできるように学習をさせなければ、筋緊張に関してはまったく解決できていないことになる。また臨床で筋緊張に関してよく経験するのは、関節運動時の筋緊張異常ではないだろうか。これは、伸張反射が亢進することが主な原因であると考えられており、関節運動の速度を上げれば上げるほど反射が出現し、抵抗感は増強する。しかし、不思議なことに、患者さんに対してその時に動かされている関節に注意を集中させ、たとえば運動開始時に合図をするよう伝えるとこの反射は容易に抑制される。つまり、関節運動に注意を向けることで筋緊張は調節されるということなのである。ここで問題となるのは、注意を向けた状態でなければ筋緊張を調節することができない状態だということであり、非常に多くの関節がそれぞれ異なる速度や方向へと動き続ける行為に関しては、伸張反射が出現し、異常筋緊張が出現してしまうということである。この、注意を向ければ筋緊張がコントロールできるという現象をどのように解釈するかが訓練においても非常に重要な点となるが、注意が感覚情報を処理するための資源であるという視点から考えると非常にわかりやすい。脳損傷において、身体から入力されるあらゆる感覚を処理する場合、非損傷側と比較すると非常に広範囲の脳領域が発火していることがわかっている。つまり、感覚を処理するために過剰なエネルギーを要しているということである。さらに、高次脳機能障害における注意障害や上行性の感覚伝導路の損傷、感覚野の損傷などといったさまざまな要因から感覚情報の処理に異常をきたしてしまう。このことに加え、下行性の神経系に関しても障害が生じていることが非常に多いために、当然のことながら非損傷側と同様の環境で感覚情報を処理することは難しいと思われる。これらのことが影響し、関節運動が生じた際に主に筋から入力される深部感覚情報は正常に処理されず、異常な状態となった伸張反射を引き起こしてしまうと考えれば、注意という資源を関節運動に伴う感覚情報の処理に費やすことは反射の抑制へと繋がるのではないだろうか。この経験は、脳卒中患者において注意をどうコントロールするかがどれほど重要かを私に教えてくれた、と今は思っている。

しかしやはり、自発的に動いた際の筋緊張の調整ははるかに難しい。いくら他動運動において筋緊張のコントロールが可能となっても、実際に動いてもらうとまたそれが出現してしまうのである。ここには、相反抑制などといった末梢で行われている筋緊張の調整に関しても影響がみられており、拮抗筋の弛緩の困難さは主動作筋の収縮に多大なる影響を及ぼしてしまう。このように、脳損傷において筋緊張を考慮しない訓練は存在せず、常に影のように見え隠れしてくるのである。筋緊張に関してはその機構自体が解明されておらず、たとえば抑制性の介在ニューロンであるレンショウ細胞の役割に関しても明確にはわかっていない。そのようななかでこの機構に異常をきたしている状態から生じる筋緊張を訓練にて改善させることがいかに難しいか、患者さんを目の前にしている私たちセラピストの情報がいかに重要であるかがわかるのではないだろうか。

筋緊張を考慮しながら訓練することが必須なのは間違いないのであるが、先述したように他動的に動かされた身体に注意を向けることで筋緊張を調整する訓練から、自ら動いた時に行為を遂行するために全身の筋緊張を調節することを目的とする訓練へと移行していく必要がある。この時、注意は限られた資源であり、一度にいくつかの箇所へ注意を喚起するには限界がある。そのため、最初は注意する箇所を限定しながら訓練を開始し、徐々に注意の容量を見極めながら注意を向ける箇所を増やしていくことが重要となる。これは他動的に動かす時と同様であるが、実際に動かしてもらう時にはさらに気をつけなければならない。また、筋緊張の調整にはイメージが有効なこともあり、自分の身体がどう動くのかを運動に先行させてイメージさせることが有効なケースも存在するため、試してみるのもよいかもしれない。いずれにせよ、最終的には行為遂行中に異常な筋緊張をどれくらい調整できるのかを考えながら訓練を行わなければならず、高次脳機能障害を始め、さまざまな因子を考慮して計画を立てていくことが重要である。

●緊張と筋緊張

真っ暗な部屋へと足を踏み入れると、人は皆全身を緊張させる。常に頼りにしてきた視覚が遮断されるということは、他の感覚モダリティによる情報収集を増加させなければならず、聴覚や嗅覚、触覚に対する注意は増加する。これに加え、本能的に交感神経系が優位となり、いざという時に備えてさまざまな生体反応を見せる。そのなかの一つが筋緊張の亢進である。大勢の人前でパフォーマンスをする時や上司と二人きりで話す、また好意を寄せている異性と話す時など、いろいろな環境が人の身体へ及ぼす影響は意外といろいろなところでみられる。

では、環境ではなく、自分の身体に大きな変化が生じた時にもこのような変化は生じるのであろうか。セラピストの皆さんは日ごろから経験していると思うが、下肢骨折患者が受傷後に初めて歩く時や脳卒中患者が初めて起きた時などに頻繁に遭遇するのではないだろうか。このほとんどが恐怖から生まれる緊張であることが想像でき、やはり初めて行う時が最も緊張が高いという印象が強い。一度安全であったという経験をすることでこの緊張は徐々に軽減してくることからも、順応が関係していることが考えられる。この緊張はパフォーマンスの精度を著しく変化させるため、できるだけリラックス（適度な緊張は必要であるが）した状態で実行することが望ましい。リハビリテーションにおいては、過度な負荷を与える訓練にはさまざまな悪影響が考えられるため、不適切なことを患者さんに要求することは避けなければならないのはこの点からもわかるであろう。心理面から筋緊張を考えていくためには、この心的ストレスという視点を持って患者さんを観察する必要がある。私の担当してきた患者さんにおいても、強いストレスにさらされていることが多く、「できないかもしれない」という予測は恐怖を生むという悪循環がみられていた。もちろん、時には敢えてやってみるということも必要なのかもしれないが、やはり患者さんに悪影響が少ないという前提が必要なのではないだろうか。

◉リハビリテーションの可能性

筋緊張を始めとするその多くの現象は、そのメカニズムがはっきりわかっていないことがほとんどであり、私たちセラピストはそうした現象に立ち向かわなければならない。これこそが臨床であり、私たちセラピストの現場なのである。目の前の患者さんに生じている現象をどのように解釈するのかはセラピストにゆだねられており、患者さんの人生もそれによって左右されてしまう。筋緊張が亢進しているから緩めればよいという短絡的な考えは、本当にそれでよいのだろうか。研究分野の進歩は必ず臨床における私たちの解釈の手助けになる。この基礎と臨床の橋渡しは、目の前の患者さんを改善するための責務なのである。■

腫れる手

浮腫から学ぶ

◉人を占める水分

成人においては身体の組成割合の約60％が水分であり、この水分の調整はホメオスタシスにおいて非常に重要な役割となる。口から摂り入れられた水分量と発汗や排泄により体外へ出る水分量との調節が主となるが、体内における水分のほとんどは血液であり、いわゆる浮腫に関してはこの血液循環が非常に重要な要素となる。血液循環は心臓のポンプ作用により行われており、全身の血管を通って血液を巡らせている。リハビリテーションにおいてこの浮腫は日常的に遭遇する現象であり、リンパドレナージを代表とする手技も臨床に取り入れられている。そのほとんどは急性期におけるものであるが、回復期や患者さんによっては慢性期においても浮腫が大きな問題となることがあり、浮腫に対する考察が重要となるケースもあるが、これが主な問題となることはごく少数であるため、セラピストのなかでは重要度も低く考えられる傾向がある。もちろん患者さんの疾患にもより、内部疾患においては浮腫の評価治療は非常に重要な項目となるためリハビリテーションにおいても重要度は高いが、整形外科疾患や脳血管疾患においては特異的な内部疾患が無いケースに関しては、優先順位が下がるのが現状である。

浮腫に関してはリンパが注目されがちであるが、動脈から末梢血管へと向かった血液がそれぞれ栄養を供給した後に心臓へと戻る過程で、その九割前後が静脈へと回収され、残りの約一割がリンパへと回収される。このことからも、静脈系の循環が浮腫において非常に重要となる。浮腫の原因は非常にさまざまであるが、本章では内部疾患は除き、整形外科疾患と脳血管疾患を中心に考えていきたい。整形外科疾患や脳血管疾患における浮腫はそのほとんどが筋ポンプ作用の低下における循環不全であると考えられ、運動により改善されるとされている。頸部骨折を受傷し手術を施行した後は、ほぼ全身に浮腫が観察でき、活動量の増加に伴ってこの浮腫は軽減する傾向にある。回復期においては約半数で浮腫はほとんど改善しており、これには活動レベルとの相関が考えられ、歩行が可能かどうかという点がその要素として考えられる。脳血管疾患においては、運動麻痺により筋緊張に異常をきたした場合や、運動そのものが困難となることで、やはり筋ポンプ作用の不良が影響していることが考えられる。この疾患の場合は歩行レベルでは広義過ぎることから、浮腫との関係性は言えないが、各筋レベルで収縮と弛緩が十分みられるかが関係していると考えられる。

しかし、整形外科疾患においても脳血管疾患においても、この筋ポンプ作用のみでは解釈が難しい現象が存在している。一つはCRPS（複合性局所疼痛症候群）であり、もう一つは高次脳機能障害や脳卒中後のストレスと浮腫や自律神経系の問題との関係性に関してである。CRPSに関しては、私自身経験したことが無いので症例を提示することができないが、その心理面や自律神経系の関与が指摘されており、幅広い評価と介入が必要である。高次脳機能障害や心理面との関係性に関しては臨床で経験したことがあり、ここではそのケースに関して考えていきたい。

◉脳卒中後の自律神経系

浮腫が循環系に影響を受けるのであれば、やはり自律神経系との関係性を考えていく必要がある。脳卒中後における自律神経系の乱れについては報告があり、特に発症直後にみられることが指摘されている（後藤 1981）。また脳卒中の重症度と自律神経系の障害の重症度には症候的な視点からみて相関があるという報告もある（Hilz 2011）。こうしたことから、脳卒中後における自律神経系の障害は珍しいことではなく、その影響から浮腫が出現している可能性も十分に考えられる。つまり、リハビリテーションにおいて患側上下肢の管理指導や自主トレーニングによる患側上下肢の運動だけでは、対応に不足がある可能性がある。

さらに、脳卒中後の浮腫に関して半球差は存在するのであろうか。これに関しては、私が探した限りでは明確な報告が見つからなかったため臨床上での印象となってしまうが、下肢の浮腫に関しては明確な半球差は無いが、上肢に関してはある程度の半球差がある印象を持っている。注意障害がベースとなる右半球損傷において、その高次脳機能障害が重度な場合に上肢の特に手部に浮腫を認めることが多い。またこれは興味深いのだが、ある程度動かすことが可能な左半球損傷において右手部に硬く、深部に存在する浮腫を観察できることが多いのである。これらの観点を今までとは少し異なる、浮腫という観点から考えてみたい。

◉左半球損傷における浮腫

先述したように、左半球損傷において運動麻痺が軽度のケースでは手部に浮腫やしびれを訴えるケースが存在する。運動麻痺が存在すると、手内筋の萎縮が著明に観察されることが多いのだが、浮腫がみられるケースにおいてはこのような萎縮はみられず、膨らんでいるような状態に見える。また、指で押してできたへこみがすぐに戻らないような浮腫とは異なり、深層に硬い感じのする浮腫がみられる。このような浮腫により可動域に制限がみられ、また、感覚も厚ぼったいような感覚へと変質してしまい、運動麻痺が軽度であっても巧緻動作の精度が向上してこないことが多い。

このようなケースは失行症を呈していることもしばしばであり、非常にぎこちない動きをするのが特徴である。

しかし、失行症を呈している患者さんのすべてに浮腫が出現するわけではとうてい無いため、この二つの現象の関係性は非常に低いと考えられる。それよりも、「少し動かすことができる」ということが手部の浮腫や異常感覚となんらかの関係性を持っているということのほうが考えやすい。手部の不動によって筋によるポンプ作用の能力が低下したという考え方もできるのであるが、運動麻痺が重度であり筋委縮が著明であるケースにおいて浮腫がみられないケースは非常に多く存在しているため、この考え方もその可能性は低いと考えられる。

では、なぜ浮腫が出現するのであろうか。あくまで仮説となってしまうが、患者さんは手部を動かす際に非常に多くの注意を要し、いわゆる集中した状態で動かす必要があることに加え、常に緊張（手部の筋や心理面双方）した状態で手部を動かしていることが考えられる。これらのことが、心理面へのストレス過多となることも加わり、手部の血流の低下に繋がった結果として浮腫が出現するのではないだろうか。実際、私が経験したケースでは、睡眠の質が良い場合には起きたばかりの時には手部の浮腫が日中や夕方より軽減していることがある。しかしこれはあくまで睡眠の質が良い場合に限られており、睡眠時にリラックスできているかどうかが関係していると考えられる。しかしここには一つ問題があり、右半球損傷において同様の条件のケースでは浮腫がみられないということである。ここには、半球差による「何か」が存在していることは間違いないのであるが、実際に何が影響しているのかに関しては正直なところ現在はわからない。もしかしたら半球差ではなく、心臓の位置などといった内部の環境がなんらかの影響を及ぼしていることも考えられるが、残念ながら、今は結論を出すことができない。

◉右半球損傷における麻痺側上下肢の浮腫

右半球損傷において、浮腫と最も関係があると考えやすい現象は身体失認であろう。患側上下肢の管理が悪く、動かすことが困難であるケースが多いことから、上肢を中心として上下肢に浮腫がみられることは非常に多い。しかし、ある程度基本動作やＡＤＬが自立しているケースにおいては浮腫がみられず、筋委縮が進行した細い四肢が特徴的となる。ここが左半球と異なる点である。症例が少ないために印象を言うしかないのであるが、右半球損傷では自立度と浮腫の程度が反比例し、左半球では比例するのである。右半球損傷においては、自立度と高次脳機能障害の程度との関係性が高いため、自立度が高いケースではある程度麻痺側の管理ができていると言ってよい。しかし、右半球損傷では非常にネガティブな発言が多いもののそれ自体が心理的にストレスになっているかどうかはまた別の問題であり、高次脳機能障害の影響からネガティブになることもあるため、心的ストレスは別途に評価が必要である。このように右半球損傷において重度の浮腫が観察される場合に関しては、一見不安障害のようにみえる場合においても自律神経系に障害をきたすレベルのストレスがそこに存在しているのかどうかを考える必要がある。また、患側上下肢の管理の能力に関しても十分に観察する必要があり、やはり指導は必須となってくる。

では、浮腫と「身体所有感」との関係性に関してはどうなのだろうか。身体失認のように「自分の手ではない」と認識している場合に浮腫が出現していることが多い。この点に関しては以前から疑問に感じていたことがあり、言ってみればそれは「身体所有感の低下は自律神経系にどのような影響を及ぼすのか」ということである。非常に難しい点ではあるのだが、身体所有感に関しては視覚と体性感覚が重要であることはすでに他の章でも述べたが、手が温かいなどといった温度に関しては自律神経による調整が関与してくることからも、自律神経系と身体所有感とは何らかの影響を与え合っているとは考えられないだろうか。単に「今、冷たいものに触れている」という温度覚ではなく「今、自分の手が冷たい」という感覚はかなり独特なものを持っており、この独特さは「この冷たい手は自分の手である」という身体所有感に入り込むことも考えられる。この点から考えると、身体所有感の低下と浮腫との関係がうっすらではあるがみえてくる。さらに、この身体所有感が触覚と視覚により構築されてくるにつれて浮腫の軽減がみられてくるということは、皆さんも経験しているのではないだろうか。もちろん、医学的な管理も影響するかもしれないが、このような身体所有感と自律神経系の関係性に関しても影響がないとは言えない。この点に関しては今後さらにそのメカニズムが解明してくれればと思う。

◉脳卒中において自律神経系をみることの重要性

ここまで考えてきたとおり、脳卒中において自律神経系の乱れは無視することのできない項目であり、身体的問題のみでなく心理面の環境においても考慮しなければならない。このような浮腫は、行為へ直接影響を与えることも多く、感覚情報の変質や運動イメージの崩れ、さらに麻痺側上下肢を使用しようという積極性そのものを低下させることも考えられる。もちろん浮腫に対して介入する必要性に関しては十分に精査する必要があるのは事実であるが、なぜ浮腫が出現しているのかを考えていく際に、今よりもっと広い視点からみていく必要があるということが重要なのである。

臨床において先入観は敵となることが多い。患者さんを目の前にした時、ある現象を目の前にした時、常に「なぜだろう」と考える必要があり、そのための好奇心が臨床を前進させるために必要なのだと思う。■

唐沢 彰太（からさわ しょうた）

1986年　長野県諏訪市にて生まれる。
2010年　日本リハビリテーション専門学校理学療法学科卒業。
2010年より　屏風ヶ浦病院（現：横浜なみきリハビリテーション病院）に入職、理学療法士。
2015年より　ワイズ脳梗塞リハビリセンター川崎に入職、施設長として現在に至る。

臨床は、とまらない

2016年8月25日　初版第1刷発行
定価はカバーに表示

著　者　唐沢彰太©

発行者　中村三夫

発行所　株式会社 協同医書出版社
〒113-0033　東京都文京区本郷3-21-10
電話03-3818-2361　ファックス03-3818-2368
郵便振替00160-1-148631
http://www.kyodo-isho.co.jp/　E-mail：kyodo-ed@fd5.so-net.ne.jp

印　刷　横山印刷株式会社
製　本　永瀬製本所
D T P　Kyodo-isho DTP Station

ISBN978-4-7639-1080-6